U0393372

产后恢复问题解决全方案

产后
恢复师
培训教材

陈辰◎编著

乳房护理　　美容与塑形　　月子病护理　　膳食营养调配　　心理调适

中国工人出版社

图书在版编目（CIP）数据

产后恢复师培训教材 / 陈辰编著. —北京：中国工人出版社，2017.7
ISBN 978-7-5008-6775-3

Ⅰ.①产⋯　Ⅱ.①陈⋯　Ⅲ.①产褥期—妇幼保健—技术培训—教材　Ⅳ.①R714.6

中国版本图书馆CIP数据核字（2017）第193686号

产后恢复师培训教材

出 版 人	芮宗金
责任编辑	李素素
责任校对	赵贵芬
责任印制	栾征宇
出版发行	中国工人出版社
地 　 址	北京市东城区鼓楼外大街45号　邮编：100120
网 　 址	http://www.wp-china.com
电 　 话	（010）62005043（总编室）　（010）62005039（出版物流部）
	（010）62382916（职工教育分社）
发行热线	（010）62005996　（010）82075964（传真）
经 　 销	各地书店
印 　 刷	北京美图印务有限公司
开 　 本	710毫米×1000毫米　1/16
印 　 张	10.75
字 　 数	150千字
版 　 次	2018年6月第1版　2019年4月第5次印刷
定 　 价	30.00元

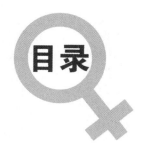

目录

上篇　基础知识篇

下篇　实操技能篇

上　篇
基础知识篇

- 产后恢复师职业认知
- 产后恢复的必要性
- 中医基础知识与产妇保健

第一章

产后恢复师职业认知

1. 了解产后恢复师的职业定义和基本职责。
2. 了解产后恢复师的服务对象、时间和场合。
3. 了解产后恢复师的基本从业要求、职业道德和职业素质。
4. 了解产后恢复师的职业发展前景。

取得从业资格证的产后恢复师，必须掌握一定的专业调理知识和手法技能，熟知产褥期的特点和各种经络知识，熟练掌握各种护理手法和技巧，通过为产妇提供产后体貌恢复、乳房护理、体质调理、产后美肤、心理调适等专业服务，帮助产妇重新找回自信。

第一节 产后恢复师职业概述

一、职业定义

产后恢复是指女性在分娩后，虚弱的身体在一定时间内的恢复和调养过程。产后恢复师是依靠专业的医疗护理知识帮助产妇恢复身心健康的专业理疗师的统称。产后恢复工作主要包括产后护理、产后体形恢复、产后子宫恢复和产后心理恢复。

二、岗位基本职责

产后恢复师需要根据产妇的体质给出相应的调养、护理和锻炼方案，为每一位顾客制定科学的产后恢复方案，在保证母婴健康的前提下帮助产妇恢复到最佳的身心状态。产后恢复师的岗位基本职责包括以下方面：

（1）帮助产妇调理体质。

（2）帮助产妇缓解产后疼痛。

（3）帮助产妇护理乳房。

（4）帮助产妇预防和调理常见月子病。

（5）为产妇制作营养膳食。

（6）为产妇做好皮肤护理。

（7）帮助产妇重塑身材。

（8）对产妇进行心理调适。

三、服务对象、场所和时间

产后恢复师护理的对象是足月产后 0 ~ 24 月以及小产后需要特殊护理的产妇，主要工作是帮助产妇进行一系列的身心调理，对产妇产后出现的一些身体不适进行健康而专业的调理，其服务场所可以是产妇家里，也可以是月子会所、月子中心或其他产后服务机构。随着社会的进步和社会需求的增加，各种形式的产后专业服务机构越来越多。这些专业服务机构已经成为专业产后恢复师工作的主要场所。

护理时间可以根据产妇的身体状况或者服务场所而定。如果是在产妇家中提供服务，则应按照产妇的护理需求，提供 24 小时的专业服务；如果是在专门的月子会所提供服务，则应根据会所的服务级别和服务程序具体安排。

四、服务流程

1. 前期沟通

（1）询问客户的身体情况，倾听客户的需求，并据此为客户提供健康管理专业咨询，并提供专业的产后恢复建议及指导方案。

（2）明确客户的状况，服务的内容、时间、地点和费用，待客户确认后签订合同，并收取订金。

2. 制定产后恢复方案并提供服务

（1）合同预定时间到来前，为客户服务做好充分的准备工作。

（2）负责产妇的健康管理，根据产妇的身体情况，为其制定专业系统的产后恢复方案。

（3）根据产后恢复计划和方案，分步实施服务，并做好详细的服务日志。

3. 服务结束与后期跟踪服务

（1）对客户进行服务过程满意度调查，并评估服务质量。

（2）移交服务日志，并进行后期跟踪服务。

第二节　产后恢复师岗位要求

一、基本从业条件

（1）有一定的母婴护理知识，了解产褥期女性的生理、心理特点和护理需求，掌握专业的产后恢复技能。

（2）具备一定的医学教育背景，具有基本的中医理论知识，并掌握实操技法。

（3）有一定的中医手法经验，了解经络理论基础知识，掌握常见穴位的正确位置。

（4）身体健康，无传染性疾病；富有爱心和耐心，吃苦耐劳；无不良生活习惯，注意个人卫生，不吸烟。

（5）动作敏捷，口齿清晰，能与客户进行良好沟通。

（6）亲和力强，工作态度积极，做事认真细致。

（7）性格开朗，为人正直，心地善良，热爱本职工作，有责任心，关心体贴客户，全心全意为客户服务。

（8）对健康管理事业抱有兴趣，愿意将其作为自己的事业。

二、职业道德和职业素质

（一）职业道德

作为一名产后恢复师，应遵循以下职业道德规范：

（1）遵守法律法规，遵守社会公德，遵守所在企业的各项规章制度。

（2）讲信誉，重承诺，守信用，真诚服务，努力用自己的一言一行赢得客户的信任。

（3）爱岗敬业，尽职尽责，主动、热情、耐心、周到地为客户提供服务，维护企业的良好形象。

（4）努力学习产后恢复的相关知识，不断提高业务水平和服务质量。

（5）讲究文明礼貌，尊重客户，不擅自动用他人贵重物品，不提过分要求，不打听或泄露客户隐私。

（6）杜绝不良习惯和行为，不做非分之事和有悖道德规范之事。对工作中的失误，勇于承担责任。

（二）职业素质

1. 专业知识素养

产后恢复师应具备的专业知识包括岗位专业知识和相关扩展知识。其中岗位专业知识主要是指产后恢复实操技能以及相关中医基础理论知识（包括中医理论知识和产后护理专业知识）。产后恢复实操技能主要包括产妇头面部恢复、腹部恢复、上下肢恢复、盆底恢复等，以及产后体质管理、产后全身恢复实操、产后护肤与瘦身、产后月子病的特殊调理等。

产后恢复工作的扩展知识包括妇幼医学原理、心理学基础知识、人文知识和思想修养等。除要掌握本岗位的专业知识和相关知识外，产后恢复师还应具备在实践中发现问题、解决问题的能力，不仅应该知道怎么做，更要找到这么做的理论依据。

总之，产后恢复师的知识构成应十分广泛，只有树立活到老学到老的思想，坚持与时俱进，努力学习和积累更多的知识，不断扩展自己的知识领域，才能使产后恢复工作日臻完善。

2. 心理素质要求

产后恢复师的心理素质是指其在服务工作中必须具备的心理品质和个性特征。母婴服务市场的激烈竞争对产后恢复师的心理素质要求越来越高。作为一名产后恢复师，心理素质一般应包括个性因素和情感因素。

（1）个性因素

产后恢复师的服务效果直接受其兴趣、需要、动机、信念、能力、气质、性格等个性特征的影响。一般而言，良好的心理素质会对服务工作产生积极的影响，也会增加客户的满意度。

产后恢复师应当具备良好的沟通能力。亲和的态度、精练的服务用语以及令人愉快的声调可以使客户消除陌生感，并为服务增色。

所谓性格，就是一个人的态度、习惯和情感的总和，会对与客户交往合作的融洽程度及工作的成败产生影响。产后恢复师应当具备端庄、大方、热情、开朗的性格特点，避免举止轻浮、表情冷漠、行动怠慢等不良表现。高雅的气质是通过长期服务实践锻炼培养的结果，好的气质会使人产生信赖感和愉悦感，给客户留下良好的印象。

表1-1　产后恢复师应具备的性格特质

忠诚	整洁	自律	爱心	守时
自信	爱学习	正直	热情	创造性
敬业	体谅	自我控制	团结协作	宽容

产后恢复师应具有良好的行为习惯。一些资深的产后恢复师在服务中会形成自己独特的经验和方法，这在一定程度上取决于她（他）们多年养成的良好行为习惯。

（2）情感因素

产后恢复服务是"人对人"的服务，即企业在为客户提供服务时，提供服务的产后恢复师是人，接受服务的客户也是人，双方在服务过程中相互作用。一般来说，产后恢复师工作积极主动，客户满意度就高，也更容易赢得肯定和赞许。相反，产后恢复师工作态度消极，客户满意度就低，甚至会遭到退单。因此，产后恢复师必须具备良好的情感素质。这种素质主要表现在情感的倾向性、稳定性、心境以及情感的自我控制和自我调节等方面。

情感的倾向性。情感的倾向性是指产后恢复师在决策过程中的行为价值偏好。优秀的产后恢复师在工作中具体表现为以服务为乐趣、充满爱心和责任感、忠于职守、不计较个人得失、积极进取等，不会一遇到困难就打退堂鼓。

情感的稳定性。情感的稳定性是指产后恢复师的情绪持续与稳固的程度。优秀的产后恢复师对自己从事的工作具有稳定的情感，表现为热爱工作，并能够科学引导产妇。

心境因素。心境是一种比较微弱、持久，并具有弥漫性的情绪状态。优秀的产后恢复师能有效地控制自己的心境，使自己经常保持良好的心态。心境不佳时，优秀的产后恢复师应能及时调节自己的情绪，为客户做好服务。

3. 职业服务要求

产后恢复师必须遵从"5S"服务标准，即微笑服务（Smile）、规范服务（Standardization）、即时服务（Speed）、个性化服务（Speciality）和满意服务（Satisfaction）。

（1）微笑服务

微笑可以让本来容易产生抑郁情绪的产妇在精神上得以放松，从而跟护理人员的交流和相处更加融洽，很多不愉快都是因为相互理解不够而产生的。所以，在服务过程应时刻保持灿烂的笑容。

（2）规范服务

作为产后恢复师，首先必须从专业化的角度掌握各种作业的规范和流程，每项服务的动作及语言都要按照规定的标准来执行。需要注意的是，规范化是指操作流程和服务程序的规范化，而不是服务内容的刻板和服务态度的僵硬。

（3）即时服务

力求提前感知客户需求，并即时提供服务，做客户之所需，想客户之所想。当客户需要服务的时候，能及时提供服务；当客户可能需要服务的时候，能全面为客户着想。

（4）个性化服务

针对不同客户的不同需求，创造性地提供相应的服务，这是服务专业化的具体体现。必须根据产妇身体情况，有针对性地提供相应的服务，而不是按照固定的程序来提供服务。比如，产后恢复营养餐的配置以及开奶、催奶、回奶等服务需要根据产妇的体质情况而定。这与服务的规范化并不矛盾，其本身也是规范化的具体体现。

（5）满意服务

倡导做到两个"在"：当客户不需要服务时"感觉自由自在"；当客户需要服务时"服务无处不在"。这是"无声服务"和"有声服务"的合理运用，让客户时刻感受到恰到好处的服务，站在顾客的角度设计服务项目。

4. 与客户沟通的能力

与客户保持良好的沟通跟掌握过硬的服务技能一样重要。要使沟通成功有效，需要做好以下几方面的工作：

（1）留好第一印象

第一时间获得客户的认同是开始良好服务的关键。如何留好第一印象呢？第一，检查自己的外表，穿戴大方得体，符合职业习惯。第二，说好第一句话，用平稳的语气跟客户打招呼，表现出自己应有的礼貌和职业自信。第三，举止得体，到客户家不东张西望，也不要做各种小动作。说话时看着对方的眼睛，仔细倾听客户的要求，然后做出恰当的回应。

（2）培养积极乐观的心态

在工作中，保持良好的心态，愉快地工作，以笑脸迎人，更容易被客户接受。产后恢复师从事的是一项高尚的职业，可以给千家万户带来快乐和健康。因此，产后恢复师在服务时，要时刻保持乐观的心态，只有这样，才能让客户感受到自己的爱心服务。

充满呵护和爱的心态。产后恢复师应该设身处地地理解客户产后的心理变化，尤其是对孕前就有不同程度抑郁的产妇，在服务时更应该表现出关心，并积极地给予正确的心理辅导。

（3）掌握与客户沟通的技巧

沟通是一门艺术，掌握与客户沟通的艺术，有利于工作的开展。以下是一种非常实用的沟通方法，即"四多""两少"沟通法。

"四多"：多听；多问；多用乐观的语调；多用非语言沟通。

"两少"：少用"我"字。在与客户沟通过程中，一般不用"我"字，过多地强调"我"，容易引起客户的反感。最好多用"我们""咱们"等，以拉近与客户的心理距离。少反驳客户的意见。客户的标准与自己也许有所不同，但在内心一定要认同"客户的话永远有道理"（在不违反国家法律、法规的前提下），不直接反驳客户，因为反驳客户就等于放弃机会和市场。

三、职业意识和礼仪规范

1. 职业意识

作为一名产后恢复专业人员，应具有追求完美服务的精神，给顾客提供最大限度的方便就是最好的服务，要时刻树立为客户服务的思想，在服务过程中要有服务意识、客户意识、质量意识和信誉意识。

（1）服务意识

服务意识是一切服务的前提，体现在必须严格按照企业有关规定履行岗位职责，规范操作；注意自己的仪容仪表、行为举止、言谈称呼；将心比心，认真倾听客户的意见，按客户的需求提供优质服务。

（2）客户意识

良好的客户意识是服务成功的前提，要具有客户意识，必须了解客户的真正含义。在某些人头脑中，客户只是消费者的代名词，是来购买服务的一般人群，把客户等同于普通人群是一种误区。产后恢复师必须正确认识客户，因为"客户就是衣食父母"，只有有了这种认识，才能理解自己所从事工作的价值、工作责任和企业利益。

（3）质量意识

服务质量体现在以下几个方面，即功能性、安全性、时间性、舒适性、文明性和满足性。服务质量的内涵是指其在相应范围、相应时间内完成服务工作的质量，具体包括服务技能、产后恢复知识和沟通技巧等。产后恢复师的服务质量与自身的文化素质、综合能力以及工作环境都有很大关系。

（4）信誉意识

"信誉就是生命。"对于产后恢复师来说，信誉来自自己的一言一行、一举一动、仪容仪表、服务程度和服务态度等方面。产后恢复师的职责是为客户提供舒适、便捷、安全、卫生、丰富的服务，最大限度地满足客户的需求。客户满意的程度越高，产后恢复师的信誉程度就越好。信誉良好的产后恢复师应具有爱心、诚心和细心，并使客户享受到舒适安全的服务和"家人般"的关爱。可见，产后恢复师的信誉是靠其优质服务争取来的。

2. 服务市场的六大理念

（1）"以客户为中心"的理念

以"客户为中心"即一切从客户的需要出发，为客户着想，让客户满意。产后恢复师在服务的过程中，要确立"客户至上"的理念，认真按照客户的意愿行事，竭力做好工作。

（2）"客户满意"的理念

"客户满意"理念是在"以客户为中心"理念的基础上，不断发展形成的。这就要求产后恢复师在整个服务过程中尽最大可能满足客户需求，同时及时跟踪和研究客户的满意度，并以此设立服务标准，改进服务质量。

（3）"亲情服务"的理念

产后恢复师在服务过程中，要明白客户渴望的是母亲式、姐妹式的"亲情服务"，产后恢复师只有确立"亲情服务"的理念，才能发自内心地爱她们，才能在工作中充满热情，精心、体贴地做好日常工作。凡受到欢迎和赞美的产后恢复师都具备这样的共同点，那就是用真情去服务，让客户愉悦和舒心。

（4）"超值服务"的理念

"超值服务"是指用爱心、诚心和耐心给客户提供超越其心理期望的服务。大多与产后恢复师签约的客户，在提到服务费用时，不好意思启齿，但心里不免会想："值这么多钱吗？"这是客户的普遍心理。怎么能让更多有需求的客户心悦诚服地认同服务价格，最好的办法就是让其在接受服务的过程中，感受到"超值"。

产后恢复师一定要了解和掌握客户的基本心理期望，并在满足其最基本需求的同时，提供更专业、更及时、更有技巧的服务。

（5）"智能服务"的理念

21 世纪是知识经济的时代。知识对现代产后恢复服务市场的影响是深刻的、广泛的、长远的，它代表着产后恢复服务市场的发展方向。智能化服务是知识经济的具体体现之一，它是通过服务人员自身高尚的职业道德、先进的服务理念、精湛的职业技能和独特的服务风格，来赢得良好的经济效益和社会效益，并被广大客户认可的集知识、质量、信誉、形象于一身的体现。产后恢复师要时常保持"空杯心态"，不断学习、掌握更多与时俱进的护理理念和娴熟技能，扩展知识，不仅要懂得怎么做，更要探究为什么这么做，并能从实际出发，解决护理工作中的一些难题。

（6）"绿色服务"的理念

绿色代表生命、健康和活力，象征着希望和生机。国际上对绿色的理解通常包括生命、节能、环保三个方面。绿色消费包括的内容非常广泛，不仅包括绿色产品，还包括对能源的有效使用、对生存环境的保护等，涵盖服务行为、消费行为的方方面面。这里是把"绿色"从环境上升为人性化的关怀，从健康上升为对居住文化的深度延展。

3. 职业礼仪规范

产后恢复师的礼仪要求包括以下几个方面：

（1）服饰礼仪

服饰礼仪是指着装整洁干净，最好穿职业装，佩戴服务胸卡，不化妆、不佩戴首饰。戴浅色发卡，发卡别在帽子的后面。

（2）仪表规范

仪表规范是要注意个人卫生，不留长指甲，不戴戒指等硬物，以免划伤产妇。头发要整齐，前不过眉，后不过肩，散发及过肩长发必须戴发网。

（3）语言礼仪

语言礼仪要求说话要温和、礼貌，在工作场所注意使用规范性语言，并控制音量。控制自己的情绪，嗓门不要太大，语速不要太快，应以让产妇感到心情舒畅为宜。

（4）行为礼仪

行为礼仪要求进入客户房间前敲门，主动向产妇和家属问好，对产妇和其家人的称呼要得当；进屋时按要求换拖鞋或戴鞋套；耐心询问产妇的情况，解释操作过程，了解产妇身体感受和心理反应，对产妇提出的问题及时给予答复；临走时要向客户礼貌道别。

4. 上岗前的注意事项

产后恢复师上岗或操作前必须做到以下几点：

（1）上岗或者操作前要沐浴更衣，不能佩戴首饰及手表，不能留长指甲，操作前要注意手的温度。

（2）手机设置成静音或振动状态，且不在工作时接听电话。

（3）认真填写工作记录日志单。

（4）工作环境有变化及产妇身体出现异样时及时告知家属及上级主管。

对于产后恢复师来说，每次上岗对于自己来说是第 N 次，但是对客户来讲，也许是第一次接受服务。所以，永远要饱含激情地对待她们生命中的第一次，不能有丝毫懈怠。

第三节　行业发展前景

一、行业发展现状

据《中国人口与劳动问题报告》分析，中国在 2012 ～ 2020 年将形成一个生育高峰，2016 年出台的全面"二孩"政策，使得生育高峰提前到来。

当前新生儿数量的增加、新生儿父母平均年龄增长、文化层次的提高以及健康意识的增强，必然伴随着新生儿父母对科学育养知识以及多功能、多样化的产品、高品质的服务和专业指导的渴求。现代父母对产妇健康的要求，已经由简单的物质供应、传统的生理呵护，转向更注意心理的调适、身体的恢复。

二、市场潜力分析

随着人们生活水平的提高和科学健康理念的形成，新时代的女性对自我更加关注，对健康和美丽的要求越来越高，她们急需产后身体恢复方面的科学指导和专业服务。对她们而言，专业调理不仅是身体需求，更是心理需求。

就社会现状来看，母婴服务行业发展潜力巨大，目标人群消费能力强，市场空间广阔。《中国人口统计年鉴》显示，2015年我国约有1655万名婴儿出生，而雇用母婴护理人员的家庭占10%左右。依此推算，母婴护理的市场潜力巨大。

三、产后恢复师职业前景

产后护理工作的内容越来越细化，要求越来越高，也越来越专业。产后恢复在中国处于兴起阶段，产后恢复师这一职业顺应了市场需求，满足了现代女性对高品质生活的追求，是生活方式的重大变革。当西方理念与东方传统相结合，当一个特定的细分市场找到与之相适应的盈利模式时，其中蕴含的商机便会充分显现。

生育政策改革之后的社会现实也说明了产后恢复市场的目标人群庞大，而产后恢复行业尚处于启蒙阶段，整个产后恢复人才服务市场处于供不应求的阶段，受到社会各界的关注。目前，全国各个城市产后恢复等服务项目屈指可数，专业的产后恢复人才培训机构更是凤毛麟角，产后恢复理疗师等服务人员的市场缺口巨大，产后恢复专业从业人员的发展前景非常可观。

思考与练习 >>>

1. 产后恢复师的工作职责和内容是什么?

2. 产后恢复师的基本从业要求有哪些?

3. 产后恢复师的"5S"服务标准是什么?

4. 产后恢复师的职业礼仪有哪些?

5. 产后恢复师的职业发展前景如何?

第二章

产后恢复的必要性

本章学习目标

1. 了解产妇产褥期身体变化的特点。

2. 熟知产妇在产褥期的常见临床表现，并清楚其病因和病理。

3. 熟知分娩给产妇造成的影响。

4. 掌握产后恢复的最佳时间和必要性。

5. 熟知产后护理的重要性。

产后恢复除了能让产妇身体更健康，还有调整体质、预防腰酸、消除妊娠纹、恢复身材等好处。产后恢复不好很容易导致产妇乳汁不足，出现黄褐斑、腰痛、抑郁等病症。据统计，女性产后"病态皮肤"比产前多9倍，产后"肥胖症"比产前多6倍，"内科杂症"比产前多4倍，抑郁症比产前多5倍。这些疾病都是显性的，容易被发现并及时得到治疗，还有一些因产后恢复不当引起的"隐形"疾病，对身体的伤害更大。所以，产后恢复对产妇的健康有着重要意义。

第一节　产褥期母体的变化

怀孕和生产对于女性而言无异于脱胎换骨，在整个孕产过程中，女性的生理、心理都发生了极大的变化。怀孕、生产的过程，对于女性来说，无异于一场身体革命。

从胎盘娩出至产妇全身各器官（除乳房外）恢复的一段时期，称产褥期。产褥期对产妇来说是一段重要而特殊的时期，产妇的身体和精神都备受挑战，容易遭到各种疾病的侵袭。

产褥期一般为6~8周，这一时期产妇的身体会发生各种变化。了解产妇产褥期的变化和生理特点对产后恢复师为产妇进行有针对性的恢复操作具有重要的指导意义。

一、产后生殖系统的变化

1. 子宫

从产后阵痛开始，子宫就开始了收缩，在临近分娩时收缩加速，胎盘娩出后，收缩并未立刻停止。此时的收缩主要是为了防止产妇大出血并促进恶露的排出。一般而言，子宫要恢复到孕前大小，需要6~8周，这一过程称为"子宫的恢复"。

表2-1　产后子宫的变化

子宫变化项目	具体恢复情况
子宫的大小	产后1周子宫缩至约妊娠12周时的大小，产后10天子宫进一步缩小降至盆腔内，产后6周子宫基本恢复至孕前大小
子宫的重量	怀孕前，子宫的重量约为50克；分娩后，约为1000克；产后1周，减轻到500克左右；产后2周，约为350克；产后5周，约为200克；产后6~8周恢复至孕前大小

续表

子宫变化项目	具体恢复情况
子宫底的高度	怀孕前，子宫底位于骨盆内，无法从体外触摸到；分娩后不久，在肚脐下方 5~6 厘米处能摸到子宫底（子宫的最上面）；分娩后 12~24 小时，子宫底返回到肚脐的高度，这是由骨盆肌肉张力恢复及膀胱内充满尿液造成的，属于正常现象；产后第 3 天，子宫底又降到与分娩后不久相同的高度；产后第 4 天，子宫底降到肚脐和耻骨之间；产后第 6 天，子宫底降至耻骨上方 2~3 厘米处；产后第 8~9 天，子宫底降至和耻骨同等高度，之后便进入盆腔，无法从体外触摸到
子宫颈管	子宫颈管的恢复非常迅速，分娩后不久为 6~7 厘米，产后 8 小时后可以恢复到原来的长度。子宫颈管的内腔在产后第 3 天将缩小到 2 指宽，在产后第 10~12 天缩小到 1 指宽，外子宫口在产后第 4 周关闭，形成横裂
子宫颈及子宫下段	产后 1 周，子宫颈内口关闭。产后 4 周，子宫颈外形恢复正常。由于轻度裂伤，子宫外口呈一字（经产型），扩张的子宫下段恢复为子宫峡部
子宫腔的长度	孕前子宫腔的长度约为 7 厘米；分娩后不久，子宫腔的长度增加至 15 厘米；产后 1 周，子宫腔的长度约为 12 厘米；产后 2 周，子宫腔的长度约为 10 厘米；产后 3~4 周，子宫腔的长度为 8~9 厘米；产后 6 周，子宫腔的长度为 7 厘米，基本恢复到孕前长度
子宫内膜	胎盘娩出后子宫继续收缩，胎盘附着部位面积立即缩小，动静脉血管收缩，出血停止。此后，子宫蜕膜随恶露排出。产后 3 周，新生内膜覆盖子宫腔；产后 6 周，胎盘附着处子宫内膜全部恢复

2. 阴道

阴道在分娩之后开始恢复，肿胀感日益缓解，阴道壁也开始恢复。分娩不久后的阴道壁呈青紫色，有些肿胀，但没有褶皱；产后 1 周左右，阴道恢复到分娩前的宽度；产后 2 周左右，阴道壁张力逐渐恢复，阴道腔缩小；产后 3 周左右，阴道黏膜逐渐出现皱襞；产后 4 周左右，阴道壁再次形成褶皱，基本恢复到原来的状态。但是，一旦有过分娩经历，阴道则无法完全恢复至未孕状态。

3. 外阴

外阴在分娩后不久开始恢复,轻度水肿在产后三日内多可自行消退。聚积的色素在产后 6~8 周慢慢消退,会阴的轻度裂伤或侧切伤口多在 3~5 日内愈合。

4. 盆底组织

盆底肌肉及筋膜在妊娠及分娩过程中由于过度伸展及部分撕裂,弹性减弱。轻者通过产后锻炼健身,并避免增加腹压,可基本恢复正常。重者如果没有及时采取恢复措施,则可能导致阴道壁膨出或子宫脱垂。

5. 乳房

乳腺是生殖系统的组成部分。乳腺的生理活动受垂体前叶激素、肾上腺皮质激素和性激素的制约,妊娠及哺乳时乳腺明显增生而腺管伸长、腺泡分泌乳汁。其中,雌激素可促进乳腺导管发育,孕激素可促进腺泡发育,催乳素可促进乳汁生成及分泌,催产素可促进乳汁排出。哺乳期以后乳腺又处于相对静止状态,在月经周期的不同阶段,乳腺的生理状态也在身体激素的影响下呈周期性改变。

二、消化系统的变化

生产后,因子宫缩小,产妇的胃肠道位置开始恢复正常,孕激素下降,使得胃动素上升,消化功能也逐渐恢复正常。但这个过程需要 1~2 周,所以产妇在产后初期一般食欲不佳。正因为产妇进食少,而排泄的水分又比较多,所以会使肠内容物干燥,加上腹肌及盆底松弛及阴道伤口疼痛等,容易发生便秘。

三 、循环系统的变化

产后 24~48 小时,产妇心率反射性减慢,脉搏可缓至 40~50 次/分,产后大量血液从子宫涌入体循环再加上妊娠期过多组织间液的释放,可使血容量增加 15%~25%,血液进一步稀释。患有心脏病的产妇此时极易发生心力衰竭。产妇在妊娠期增加的血容量将于产后 2~3 周恢复至孕前水平。

四、泌尿系统的变化

产妇妊娠期发生的肾盂及输尿管的生理性扩张，约需 6 周恢复正常。在分娩过程中，膀胱特别是膀胱三角区受压，致使黏膜水肿及肌张力降低，加之腹壁松弛以及会阴口疼痛、不习惯卧床排尿等原因，产褥早期易发生尿潴留。

五、内分泌系统的变化

产妇生产后，体内雌激素和孕激素水平下降，阴道皱襞减少。同时，外阴腺体的分泌功能和抵抗力也开始减弱，内分泌容易失调，不仅会导致黄褐斑、乳房肿块和子宫肌瘤，还可能引起免疫系统疾病、骨质疏松症、高脂血症等。

此外，在孕期，胎盘分泌的激素可以刺激母体新陈代谢加快，一旦分娩结束，胎盘剥落，胎盘激素便会迅速下降直至消失，致使母体新陈代谢变慢，多余的能量会转变成脂肪而造成肥胖。而且，怀孕末期，胎儿逐渐长大，会压迫母体的下腔静脉，以致下腔血液回流受到影响，容易造成下肢水肿。

六、腹膜及膜壁的变化

产妇在妊娠期出现的下腹正中线色素沉着，在产褥期会逐渐消退。孕期腹壁上出现的紫红色妊娠纹会在产后 6~9 个月变成银白色。产后腹直肌呈不同程度的分离，腹壁明显松弛，需 6~8 周恢复。如产妇产后过早从事体力劳动，加之营养不良，生育过多、过密，则腹直肌分离越发明显，甚至可形成腹疝。

第二节 产褥期的中医解读

中医认为，体质是先天形成的，但与后天的调养关系也极为密切。对于女性来说，产前、产后的调养可以补气血、通脉络，增强新陈代谢，避免一些产后常见疾病。

孕妇每日除了保障自己的身体需求，还要为胎儿提供足够的养分。在整个孕期，母体的营养储备大量消耗，产后出汗及恶露也损失一部分营养，容易形成气血两虚、阴阳失调、经络堵塞、寒湿风邪入侵等症状。分娩过后，产妇元气大伤，很容易出现色斑、失眠、多汗、腰膝酸软、便秘、妇科炎症等问题。

《黄帝内经》中医产科学详细阐述了产褥期产妇的特点，基本包括以下四大特点。

一、亡血伤津

在分娩过程中，产妇因失血过多，汗液大出，会在生产后呈现"亡血伤津"的机体内环境。因此会因血虚津枯、肠道失于濡养而出现产后大便难；胞宫、胞脉失于濡养而出现产后腹痛；筋脉失常、血虚生风而出现产后痉证；阴血而火旺出现产后发热等。

二、元气受损

分娩是一个较长时间（初产妇一般要持续 12～14 小时，经产妇一般为 6～8 小时）的体力持续消耗过程。产后操劳过早、失度，"劳则气耗"，或气随血耗常导致产妇处于"元气不足"的状态。气虚失摄、冲任不固会致使恶露不绝、乳汁失摄而病，也表现为乳汁自出。卫外失固、腠理不实而产后自汗等，也是由气虚导致的。

三、瘀血内阻

分娩创伤，导致经脉血络受损、血溢脉外，不能参与血液循环而成瘀血或因元气受损，推动血液循环无力，血液滞留而成为瘀血；或因胎膜、胎盘残留，恶露排泄失常，滞留体内而成瘀血。瘀血内阻，可引发腹痛、发热、恶露不绝等症状。

四、多虚多瘀

产妇产后元气受损，血气不足，抗病力减弱，如果产时、产后护理不周，均可导致气血不调、营卫失和、脏腑功能失常。此外，分娩过程中产道或邻近器官的严重创伤，也是导致某些产后病症的直接原因。

综上可以看出，产妇产后元气受损、亡血伤津、瘀血内阻、多虚多瘀的生理特点，是产后疾病发生的基础和内因。中医对产妇通常有三审：先审产妇小腹痛与不痛，以辨有无恶露停滞；次审大便通与不通，以验津液的盛衰；再审乳汁行与不行和饮食多少，以查胃气的强弱。

第三节　产褥期的临床表现

产妇分娩后，体重骤减，身体机能也发生了一系列变化，因此，会出现如下临床表现。

一、产后阵痛

在妊娠期增大的子宫，在分娩后逐渐缩小。为了恢复到产前的大小并下降到骨盆内，产后子宫仍在反复收缩，因宫缩引起下腹部阵发性疼痛，称为产后宫缩痛。产后宫缩痛一般在产后 1 ~ 2 日出现，持续 2 ~ 3 日后自然消失，多见于经产妇。生产后第一天，子宫维持在脐部高度，然后每天下降 1 横指，10~14 天子宫会缩至盆腔内，4~6 周基本恢复至孕前大小。

和初产妇相比，经产妇和多胞胎产妇的产后宫缩痛感更强烈，因为子宫只有加强收缩才能恢复至正常大小。疼痛感在哺乳时会加强，因为喂哺会使产妇体内释出催产素，刺激子宫收缩。宫缩痛在产后 4~7 天会自然消失。宫缩疼痛大多数为生理现象，如果痛感在可承受范围内一般没有问题，如果疼痛无法忍受，感觉好像有血液流出来，就需要向医生咨询。

二、恶露

恶露是指产褥期妇女经阴道排出的液体，含血液、坏死的胎膜组织、黏液及细菌等。产妇恶露异常时应去医院就诊。恶露通常分为以下三个阶段：

表 2-2　恶露的三个阶段

阶段	症状	持续时间
第一阶段：血性恶露	鲜红色，含大量血液和少量胎膜、胎脂及坏死胎膜组织	持续一周左右
第二阶段：浆性恶露	淡红色或褐色的浆液、血量少，但有较多的宫颈黏液及阴道排液，且含有细菌	持续两周左右
第三阶段：白色恶露	色白，黏稠状，含大量的白细胞、坏死胎膜、表皮细胞及细菌	持续两三周

注：（1）正常恶露：有腥味，但不臭，持续 4~6 周。（2）异常恶露：血性恶露持续两周以上，血量多，提示胎盘附着处复原不好或有轻度炎症存在；恶露有腐败臭味及污秽的土褐色，提示子宫感染；恶露经久不停，有臭味，腰酸，伴有大量出血，子宫大而软，提示子宫复旧不全。

三、产褥汗

产褥期皮肤排泄功能旺盛，出汗多，这一生理现象称褥汗。这是由于女性妊娠后，不但营养摄入需要增加，血容量也会增加，到胎儿足月后，母体平均血液可增加 1000~1500 毫升，组织间液可增加 1500 毫升。分娩后，母体的新陈代谢变慢，不再需要那么多的水分，于是会通过排汗的方式向体外排出一部分水分。这是一种正常的生理现象，并不是身体虚弱的表现，通常在产后一周左右会自行好转，不需治疗。

由于产妇在分娩时失血过多，分娩后身心疲劳，免疫力有所下降，容易招致风寒侵袭，发生感冒、上呼吸道感染等疾病。因此，产妇应注意勤换内衣，谨防受凉、感冒，并及时补充身体所需的水分。

四、产后抑郁

中医认为，受血虚影响最大的心神和肝血会使产妇变得敏感和脆弱。所以，产妇不仅需要精心调养身体，也需要保持平和、乐观的情绪状态。

产后抑郁是一种常见的产后心理表现。产后体内激素的急剧变化，加上分娩的疲劳和痛苦，对婴儿的担心，生活环境、家庭角色的变化等因素，往往会导致产妇产生不同程度的心理问题。

一般来说，很多产妇在产后 3～4 天至产后 2 周内会出现短暂的轻度抑郁状态，除爱哭、不安、失望、头痛、失眠外，还表现为对婴儿的抵触、对丈夫的敌意等症状。一般不需要治疗，过一段时间后会自然好转。如果症状持续超过两周，就需要进行专业的心理调适。产妇产后若能进行恰当的调理，可补益受损的体质，防止产后病症，对于身心状态恢复、哺乳，减少产后后遗症，甚至是体质调理、身材恢复都有很大作用。

第四节　产后恢复的最佳时间

产妇在产前和产后，从身体外形、体重、内脏各器官到心理、精神状态，都会产生很大变化，要恢复到孕前的状态需要一个循序渐进的过程。一般认为，产后恢复分为三个关键时期，抓住这三个关键时期，有望达到较好的恢复效果。

一、产后恢复黄金期

产后 42 天，也称为产褥期，是产妇身体变化最大的一段时间，经过了分娩的过程，产妇能量消耗巨大，身体最为虚弱，身体各项指标均处于失衡状态，属于产后恢复的黄金时期。如果气血在这段时间内得不到恢复，很容易拖延恶化而使产妇落下各种疾病。

在这一时期，产妇穿着的服装与室内温度要适当，室内温度以 25℃～26℃、湿度为 50%～60% 为好，穿着长袖、长裤、袜子，避免着凉、感冒，避免关节受到风、寒、湿的入侵。劳逸适度对于恶露的排出、筋骨及身材的恢复也很有帮助。产后初期，产妇虚弱、头晕、乏力时，必须多卧床休息，起来活动的时间不要超过半小时。待体力逐渐恢复时可以适当加长活动时间，以 1～2 小时为宜，避免长时间站立或坐立，以免引发腰酸、背痛、腿酸和膝踝关节疼痛。个人卫生方面，适当清洁头发、身体，避免因细菌感染而发炎。饮食调理方面，应根据个人体质的差异性而有所不同，遵循"一清二温三补"的原则。

这一阶段的恢复应遵循通、净、防的原则。通是指疏通乳腺，做好乳房和乳头护理，为哺乳做好准备；净是指促进恶露尽早排出，做好子宫恢复，为下一步的进补做好准备；防是指预防月子病的发生。

二、产后恢复理想期

产后 42 天至一年内，属于产后女子的理想恢复期。经过黄金期的恢复，毒素已经基本清除，本身的气、血恢复也已基本完成，处于肌体损伤恢复的最佳时机。

这一时期，可以适当增加运动量，对于练习瑜伽者而言，循序渐进地执行瑜伽塑身计划，有助于逐渐恢复到孕前的健美体态。最好在产后 2～3 个月开始进行瑜伽健身运动或听从医生建议。

适当增加运动的同时，还需要坚持合理的饮食结构，保证充足的营养和热量供给。另外，母乳喂养的产妇最好在运动前给孩子喂奶。这是因为运动之后，身体会产生自然排毒的效应，影响乳汁的质量。或者在锻炼后3~4小时再哺乳。

这一阶段的恢复应遵循塑、美、养的原则。塑是指通过合理的运动、饮食塑身，使身材恢复；美是指抓住产后的理想期，调理人体的内分泌；养是指对于产后遗留的"月子病"进行有针对性的调养。

三、产后恢复有效期

产后1~3年是女性产后恢复的有效期。在这个阶段，应进行综合调理，使身体机能达成最佳平衡。经过前一段时间的科学调理，产后一年产妇身体的各项指标基本恢复到了应有的状态，这时候心理和精神方面的恢复面临着诸多新的问题。

新的生命降临后的喜悦逐渐平稳，新的家庭环境重新建立，产妇面临着重新走向社会的问题。因此，产妇除科学调理身体，养成良好的生活习惯外，还必须从心理上接受新角色，多接触社会，尽快融入新的生活和工作圈子，真正做到身心健康、快乐生活。

思考与练习 >>>

1. 女性产后生殖系统会发生哪些变化？
2. 为什么要进行产后恢复？
3. 产后恢复的黄金期是什么时候？
4. 不重视产后恢复有哪些后患？

第三章

中医基础知识与产妇保健

1. 了解阴阳五行学说的基础知识。

2. 熟知什么是人体的"精、气、神"。

3. 了解中医经络的基础知识。

4. 了解乳房经络分布。

5. 熟知人体的穴位及特点。

6. 掌握中医常用的按摩手法。

中医学在产后调养方面积累了丰富的经验，根据辨证论治，通过中药内服、外敷、熏洗、针灸、食疗等方法治疗产后抑郁、大小便不通、缺乳、发热、恶露不绝、自汗、盗汗等疾病，疗效显著。为了帮助产妇尽快恢复健康，预防和治疗产褥期的各种病症，保持身材的健美，产后恢复师需要掌握一定的中医理论知识、产褥期中医调养技能和保健常识。

第一节　中医基础知识

阴阳五行学说是阴阳学说和五行学说的总称，贯穿于中医理论体系的各个方面，用以阐明人类生命的起源、人体的生理功能和病理变化，并用以指导临床诊断和治疗，从而形成中医学特有的理论体系。掌握中医基础知识，对于帮助产妇康复、预防和祛除"月子病"，具有重要的临床指导意义。

一、阴阳学说

阴阳是中国古代哲学的基本范畴。气，一物两体，分为阴阳。世界是物质性的整体，宇宙间的一切事物不仅在其内部存在着阴阳的对立统一，其发生、发展和变化都是阴阳二气对立统一的结果。阴和阳之间有着既对立又统一的辩证关系。阴阳的对立统一是宇宙的总规律：阴阳不仅贯穿于中国古代哲学，而且与天文、历法、医学、农学等具体学科相结合，一并成为各门具体学科的理论基础，促进了各门学科的发展。阴阳范畴被引入医学领域后，成为中医学理论体系的基石。

阴阳的对立统一是天地万物运动变化的总规律，《黄帝内经·素问·阴阳应象大论》："阴阳者，天地之道也，万物之纲纪，变化之父母，生杀之本始。"不论是空间还是时间，从宇宙间天地的回旋到万物的产生和消失，都是阴阳作用的结果。

1. 阴阳的相互对立

阴阳对立是指处于统一体的矛盾双方的互相排斥、互相斗争。阴阳学说认为：阴阳双方的对立是绝对的，如天与地、上与下、内与外、动与静、升与降、出与入、昼与夜、明与暗、寒与热、虚与实、散与聚等。万事万物都是阴阳对立的统一。阴阳的对立统一是"阴阳者，一分为二也"的实质。对立是阴阳二者之间相反的一面，统一则是二者之间相成的一面。阴阳两方面的相互对立主要表现于它们之间的相互制约、相互斗争。阴与阳相互制约和相互斗争的结果是二者取得统一，即取得动态平衡。只有维持这种平衡关系，事物才能正常发展，人体才能维持生理状态；否则，事物的发展变化就会遭到破坏，人体就会发生疾病。

2. 阴阳的相互统一

阴阳的统一关系体现在阴阳相互依存、彼此消长、相互转化。相互依存体现在任何一方都不能脱离另一方而单独存在。上为阳下为阴，没有上就无所谓下；热为阳，寒为阴，没有寒也无所谓热。在一定条件下，阴阳之间还可以发生相互转化。如寒证和热证的转化，病变的寒热性质变了，其阴阳属性也随之改变。在人体气化运动过程中，生命物质和生理功能之间，物质属阴，功能属阳。二者在一定条件下是可以互相转化的，物质可以转化为功能，功能也可以转化为物质。如果没有这种物质和功能之间的相互转化，生命活动就不能正常进行。

中医认为，产后虚弱主要分为阴虚、阳虚、血虚、气虚四种类型。阴虚者产时失血过多，阴液耗竭因而出现阴虚症候，治疗时宜滋阴降火、填精益髓；阳虚者素有肾虚，加上产时损伤，以致肾阳益虚，出现一系列的阳虚症候，治疗时宜温补脾肾、填精补血；产时出血过多，如果调养不当，可引起血虚，治疗时宜补血养肝、行血健脾；素体虚弱，产后失于调理，或劳累过度而致气虚弱，治疗时宜补中益气。

3. 阴阳不足之弊

"阴"不足之弊。阴不足表现为过于紧张、激动、兴奋，很难放松，总是休息不好。这会导致泌尿和消化系统的疾病。首先，因为总是处在激动、兴奋状态，因此会延长憋尿时间，容易对泌尿系统造成负担；其次，人总是处在压力之下，不能放松，容易便秘，便秘又会引起肠胃蠕动减慢，造成消化、吸收不良。

"阳"不足之弊。从中医角度来看，"阳"不足表现为乏力、怕冷、易疲劳，即动不起来，生活缺乏激情和活力，不够欢快，这也容易导致放松不好、睡眠质量不高。

二、五行学说

"五"是指木、火、土、金、水，"行"就是运动变化。"五行"即木、火、土、金、水的运动变化。五行学说认为，宇宙间的一切事物都是由木、火、土、金、水5种物质运动变化形成的。"五行"与"五脏"之间存在着相互滋生、相互制约的密切关系。当五行不能维持相生相克的生理平衡状态时，生克关系即转为乘（乘虚侵袭，克制太过）侮（被克强势，反欺侮主）关系，产生相应的关联性病变。故此，"五行学说"也可运用于身心疾病的治疗。

1. 对事物属性的五行分类

古代医学家运用五行学说，按照事物的不同性质、作用和形态，将其归属于五行学说木、火、土、金、水中，借以阐述人体脏腑组织之间的生理和病理关系，以及人体与外界环境之间的关系。五行学说对事物属性的归类推衍法则是，以天人相应为指导思想，以五行为中心，将自然界的各种事物和现象以及人体的生理病理现象，按其属性进行归纳。具有生发、柔和、条达、舒畅等性质和作用者，统属于木，具有阳热性质和作用者统属于火，具有长养、化育、承载等性质和作用者统属于土，具有清洁、肃降等性质和作用者统属于金，具有寒凉、滋润、向下等性质和作用者统属于水。

2. 五行的生克规律

五行的生克是事物运动变化的正常规律。五行相生的次序是：木生火、火生土、土生金、金生水、水生木。五行相克的次序是：木克土、土克水、水克火、火克金、金克木。相生和相克是不可分割的两个方面，没有生就没有生发和成长，没有克就不能维持正常协调关系下的变化和发展。自然界一切事物的运动和变化都存在着相互滋生、相互制约的关系，而且只有生中有制、制中有生，相辅相成，才能持续运行发展。

三、阴阳五行学说与五脏六腑的关系

人体是一个有机整体，各个组织结构都是相互联系的，又可以划分为相互对立的阴阳两部分。一般来说，人体部位上为阳下为阴；背部为阳，腹部为阴；体表为阳，体内为阴；外侧为阳，内侧为阴；六腑为阳，五脏为阴。

五行学说以"取类比象"的方法，根据五脏的功能特点将其分别归属于五行，如肝喜条达，有疏泄的功能，木有生发的特性，故以肝属"木"；心阳有温煦的作用，火有阳热的特性，故以心属"火"；脾为生化之源，土有生化万物的特性，故以脾属"土"；肺气主肃降，金有清肃、收敛的特性，故以肺属"金"；肾有主水、藏精的功能，水有润下的特性，故以肾属"水"。如肾（水）之精以养肝，肝（木）藏血以济心，心（火）之热以温脾，脾（土）化生水谷精微以充肺，肺（金）清肃下行以助肾水。这就是五脏相互滋生的关系。肺（金）气清肃下降，可以抑制肝阳的上亢；肝（木）的条达，可以疏泄脾土的壅郁；脾（土）的运化，可以制止肾水的泛滥；肾（水）的滋润，可以防止心火的亢烈；心（火）的阳热，可以制约肺金清肃的太过，这就是五脏相互制约的关系。

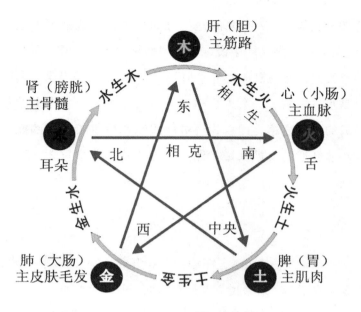

图 3-1　五行与五脏的对应关系

第二节　精、气、神的中医解释

中医认为，精、气、神是人体生命活动的根本。生命起源于精，生命能量有赖于气，生命活力表现为神。古人认为，天有三宝"日、月、星"，地有三宝"水、火、风"，人有三宝"精、气、神"。"精、气、神"三者，是人体生命存亡的关键所在。只要人能保持精足、气充、神全，身体自然强健。

一、精

广义的精包括精、血、津液，这是维持生命活动的物质基础。一般所说的精是指人体的真阴，作为肾元阴和肾元阳"藏"在我们的肾脏内。可促进人体生长发育，抵抗外界不良因素的影响，从而预防疾病。

精的来源有两个，一个来源是父母的遗传，也就是先天之精，它是生命之根。《灵枢·决气》中说，父母"两神"的相互结合，然后生下我们。而构成我们人体的根本就是"精"。另一个来源是出生后所吸收的营养，也就是水谷之精。一个人要想健康长寿，既要保住先天的肾精，又要调养后天的水谷之精，即食物通过脾胃转化后供给身体的能量。所以对于孕期和哺乳期的女性来说，保持均衡的营养非常重要，可以补充消耗的精气。

二、气

"气"对人体的重要性不言而喻，人身上到处有"气"，一旦没了气，人也就不复存在了。一般来说，气是看不见，但又存在的。

首先，"气"可以理解为元气，代表一个人的健康程度。中医里有这样的说法："气聚则生，气壮则康，气衰则弱，气散则亡。"元气充足免疫力就强，就能战胜疾病；如果人体元气不足，就体弱多病；而元气耗尽，人就会死亡。《黄帝内经》有云："真气者，所受于天，与谷气并而充身者也。"这里的元气是父母给的。因此，在受孕前，夫妻双方一定要先调养好身体。

其次，气有四部分：父母的精气、水谷之气、呼吸之气和自然之气。其中，水谷之气是指人体通过对食物的消化和吸收所得到的，因此在饮食上应多加注意；呼吸之气是指人体通过呼吸系统得到的氧气，因此要做好肺部保健；自然之气可以理解成 24 节气，因此强调养气要"因天之序"。另外，由于母体虚弱而导致的胎儿先天元气不足，可以通过平时的调养来弥补。

三、神

"神"字由"示"和"申"两部分组成，"示"上面有两横，表示上面的天，下面一个"小"字，是日月星之象。"申"，是闪电的象形。古人认为闪电威力无边，神秘莫测，并将之奉为神灵。人体也是一个小天地，因此，神在人身上，表示人的最高主宰，这就是人的思想、心灵、精神及其表现。《黄帝内经》有云："神充则身强，神衰则身弱，神存则能生，神去则会亡。"

在人体的三宝之中，"神"是最重要的，因为它统领着精和气。所以，只有"神"存在，才有人的一切生命活动。中医强调"神强必多寿"。关于养神，最重要的是保持良好的心态，如《素问·上古天真论》强调"恬淡虚无，真气从之，精神内守，病安从来"？这里的"恬"就是安静，忌讳躁动；"淡"就是朴素，即不被物质所迷惑。药补不如食补，食补不如神补，神补指的是良好的心态。

第三节　中医经络

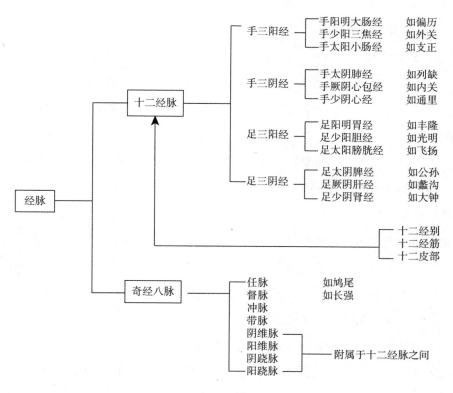

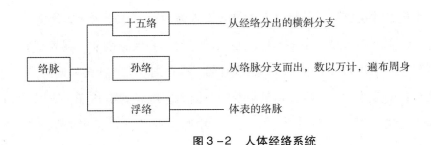

图3-2　人体经络系统

一、经络概述

经络是人体气血运行的通路，遍布全身，内连脏腑，外络肢体，使人体成为一个统一的整体。学习经络知识对按摩手法的应用具有重要作用。

十二经脉是经络系统的主体，具有表里经脉相合、与相应脏腑络属的主要特征，包括手三阴经（手太阴肺经、手厥阴心包经、手少阴心经）、手三阳经（手阳明大肠经、手少阳三焦经、手太阳小肠经）、足三阳经（足阳明胃经、足少阳胆经、足太阳膀胱经）、足三阴经（足太阴脾经、足厥阴肝经、足少阴肾经），也称为"正经"。

1. 分布规律

十二经脉在体表的分布规律为：左右对称地分布于头面、躯干和四肢，纵贯全身。六阴经分布于四肢内侧和胸腹，六阳经分布于四肢外侧、头面和躯干。

十二经脉在四肢的分布规律为：三阴经在上肢的分布分别为手太阴肺经在前、手厥阴心包经在中、手少阴心经在后，在下肢的分布分别为足太阴脾经在前、足厥阴肝经在中、足少阴肾经在后。其中，足三阴经在足内踝以下为厥阴在前、太阴在中、少阴在后，至内踝8寸以上，太阴交出于厥阴之前。三阳经在上肢的分布分别为手阳明大肠经在前、手少阳三焦经在中、手太阳小肠经在后，在下肢的分布分别为足阳明胃经在前、足少阳胆经在中、足太阳膀胱经在后。

十二经脉在躯干部的分布规律为：足少阴肾经在胸中线旁开2寸、腹中线旁开0.5寸；足太阴脾经行于胸中线旁开6寸、腹中线旁开4寸；足厥阴经循行规律性不强；足阳明胃经分布于胸中线旁开4寸，腹中线旁开2寸；足太阳经行于背部，分别位于背正中线旁开1.5寸和3寸；足少胆经分布于体侧。

2. 属络关系

十二经脉在体内与脏腑相连属，其中阴经属脏络腑，阳经属腑络脏，一脏配一腑，一阴配一阳，形成脏腑阴阳表里属络关系。即手太阴肺经与手阳明大肠经相表里，手厥阴心包经与手少阳三焦经相表里，手少阴心经与手太阳小肠经相表里，足太阴脾经与足阳明胃经相表里，足厥阴肝经与足少阳胆经相表里，足少阴肾经与足太阳膀胱经相表里。互为表里的经脉在生理上密切联系、在病理上相互影响、在治疗时相互为用。

3. 循行走向

十二经脉的循行走向：手三阴经从胸走手，手三阳经从手走头，足三阳经从头走足，足三阴经从足走腹（胸）。

（1）肺手太阴之脉，起于中焦，下络大肠，还循胃口，上隔属肺，从肺系横出腋下，下循臑内，行少阴心主之前，下肘中，循臂内上骨下廉，入寸口。"上鱼，循鱼际，出大指之端；其支者，从腕后，直出次指内廉，出其端。"（《灵枢·经脉》）

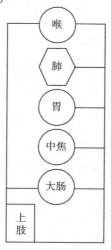

图3-3　手太阴肺经

（2）大肠手阳明之脉，起于大指次指之端，循指上廉，出合谷两骨之间，上入两筋之中，循臂上廉，入肘外廉，上循臑外前廉，上肩，出髃骨之前廉，上出于柱骨之会上，下入缺盆络肺，下膈属大肠；其支者，从缺盆上颈，贯颊，入下齿中，还出挟口，交人中，左之右，右之左，上挟鼻孔。

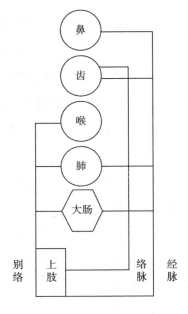

图3-4　手阳明大肠经

（3）胃足阳明之脉，起于鼻之交颊中，旁纳太阳之脉，下循鼻外，入上齿中，还出挟口，环唇，下交承浆，却循颐后下廉，出大迎，循颊车，上耳前，过客主人，循发际，至额颅；其支者，从大迎前下入迎，循喉咙，入缺盆；其支者，从缺盆下乳内廉，下挟脐，入气街中；其支者，起于胃口，下循腹里，下至气街中而合，以下髀关，抵伏兔，下膝膑中，下循胫外廉，下足跗，入中趾内间；其支者，下廉三寸而别，下入中指外间。

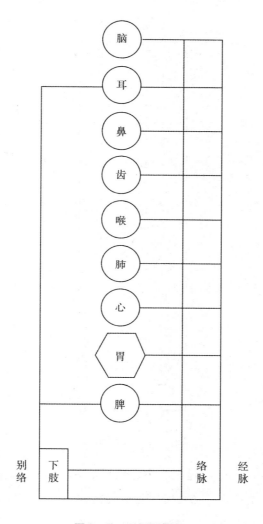

图3-5 手阳明胃经

（4）脾足大阴之脉，起于大趾之端，循趾内侧白肉际，过核骨后，上内踝前廉，上腨内，循胫骨后，交出厥阴之前，上膝股内前廉，入腹；其支者，复从胃别上隔，注心中。

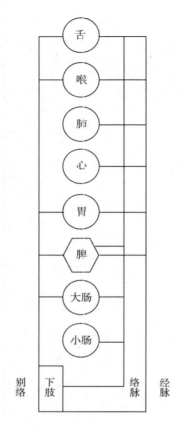

图3-6 足太阳脾经

（5）心手少阴之脉，起于心中，出属心系，下隔，络小肠；其支者，从心系上挟咽，系目系；其直者，复从心系却上肺，下出腋下，下循臑内后廉，行手太阴心主之后，下肘内，循臂内后廉，抵掌后锐骨之端，入掌内后廉，循小指之内，出其端。

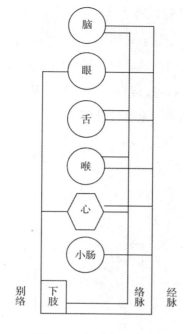

图 3-7　手少阴心经

（6）小肠手太阳之脉，起于小指之端。循手外侧上腕，出踝中。直上循臂骨下廉，出肘内侧两骨之间，上臂臑后廉，出肩解，绕肩胛，交肩上，入缺盆，络心，循咽下隔，抵胃，属小肠；其支者，从缺盆循颈，上颊，至目锐眦，却入耳中；其支者，别颊上颐，抵鼻，至目内眦，斜络于颧。

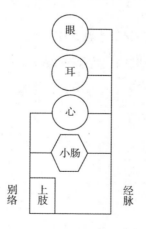

图 3-8　手少阳小肠经

（7）膀胱足太阳之脉，起于目内眦，上额，交巅；其支者，从巅至耳上角；其直者，从巅入络脑，还出别下项，循肩膊内，挟脊抵腰中，入循膂，络肾属膀胱；其支者，从腰中下挟脊、贯臀入腘中；其支者，从膊内左右别下贯胛，挟脊内，过髀枢，循髀外，从后廉下合腘中，以下贯腨内，出外踝之后，循京骨，至小趾外侧。

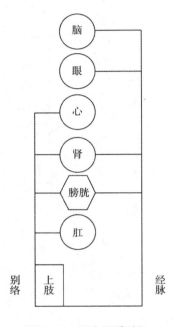

图 3-9　足太阳膀胱经

（8）肾足少阴之脉，起于小趾之下，斜走足心，出于然谷之下。循内踝之后，别入跟中，以上腨内，出腘内廉，上股内后廉。贯脊，属肾络膀胱；其直者，从肾上贯肝膈，入肺中，循喉咙，挟舌本；其支者，从肺出络心，注胸中。

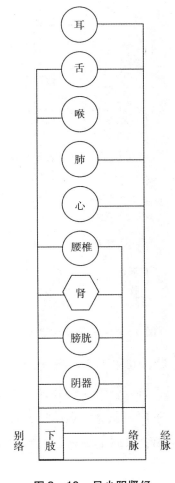

图 3-10　足少阴肾经

（9）心主手厥阴心包之脉，起于胸中，出属心包络，下隔，历络三焦；其支者，循胸从胁，下腋三寸，上抵腋，下循臑内，行太阴少阴之间，入肘中，下臂行两筋之间，入掌中，循中指，出其端；其支者，别掌中，循小指次指，出其端。

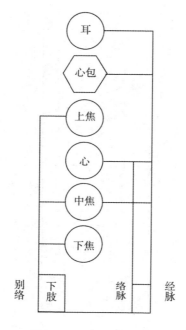

图 3-11　手厥阴心包经

（10）三焦手少阳之脉，起于小指次指之端，上出两指之间，循手表腕，出臂外两骨之间，上贯肘，循臑外，上肩，而交出足少阳之后。入缺盆，布膻中，散络心包，下隔，循属三焦；其支者，从膻中上出缺盆，上项，系耳后直上，出耳上角，以屈下颊至𫖮；其支者，从耳后至耳中，出走耳前，至目锐眦后。

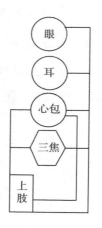

图 3-12　手少阳三焦经

（11）胆足少阳之脉，起于目锐眦，上抵头角，下耳后，循颈，行手少阳之前，至肩上，却交出手少阳之后，入缺盆；其支者，从耳后入耳中，出走耳前，至目锐眦后；其支者，别锐眦，下大迎，合于手少阳，抵于䪼，下加颊车，下颈合缺盆，以下胸中，贯膈，络肝属胆，循胁肋里，出气街，绕毛际，横入髀厌中；其直者，从缺盆下腋，循胸，过季胁，下合髀厌中，以下循髀阳，出膝外廉，下外辅骨之前，直下抵绝骨之端，下出外踝之前，循足跗上，入小趾次趾之间；其支者，别跗上，入大趾之间，循大趾歧骨内出其端，还贯爪甲，出三毛。

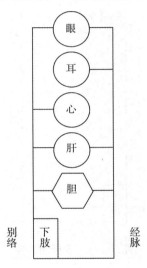

图 3-13 足少阳胆经

（12）肝足厥阴之脉，起于大趾丛毛之际，上循足跗上廉，去内踝一寸，上踝八寸，交出太阴之后，上腘内廉，循股阴，入毛中，过阴器，抵小腹，挟胃，属肝络胆，上贯膈，布胁肋，循喉咙之后，上入颃颡，连目系，上出额，与督脉会于巅；其支者，从目系下颊里，环唇内；其支者，复从肝别贯膈，上注肺。

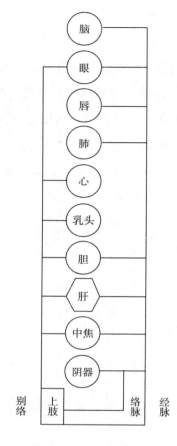

图3-14　足厥阴肝经

　　十二经脉的交接规律为：阴经与阳经（互为表里）在手足末端相交，阳经与阳经（同名经）在头面部相交，阴经与阴经在胸部相交。

二、奇经八脉

　　奇经八脉是人体经络走向的一个类别，是督脉、任脉、冲脉、带脉、阴维脉、阳维脉、阴跷脉、阳跷脉的总称。它们与十二正经不同，既不直属脏腑，又无表里配合关系，"别道奇行"，故称"奇经"。

　　奇经八脉的分布部位与十二经脉纵横交互，八脉中的督脉、任脉皆起于胞中，同出于会阴，其中督脉行于背正中线，任脉行于前正中线。

1. 督脉

（1）循行走向：起于小腹内，下出于会阴部，向后行于脊柱的内部，上达项后风府，进入脑内，上行巅顶，沿前额下行至鼻柱。

（2）对应病症：脊柱强痛、角弓反张等症。

（3）交会腧穴：长强、陶道、大椎、哑门、风府、脑户、百会、水沟、神庭。

2. 任脉

（1）循行走向：起于小腹内，下出会阴部，向上行于阴毛部，沿腹内，向上经过关元等穴，到达咽喉部，再上行环绕口唇，经过面部，进入目眶下（承泣穴属足阳明胃经）。

（2）对应病症：疝气、带下、腹中结块等症。

（3）交会腧穴：会阴、曲骨、中极、关元、阴交、下脘、中脘、上脘、天突、廉泉、承浆。

三、乳腺经络分布

乳房循行经脉，冲脉起于会阴，其分支沿着中线任脉的两侧上行，散于胸中。女性乳头属肝，乳房属胃；男子乳头属肝，乳房属肾。乳房的里侧走足少阴肾经，肾经主精血，乳房的外侧走足太阴脾经，脾主肌肉，外

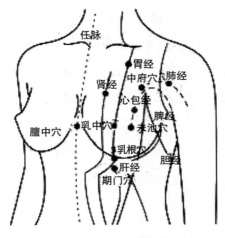

图 3-15 乳腺经络分布

侧还走足少阳胆经，胆经从缺盆走下腋，循胸过季胁。乳房的外侧偏上走心包经和肺经，心包经循胸出胁，下腋 3 寸。

肝经跟任、督、冲三条经脉与子宫、乳腺都相通，所以肝经又主藏血。阳明胃经起于迎香穴，从迎香穴下行，走乳房的正中线。因此，肝经和胃经都与乳房相关。

第四节　中医穴位

一、人体穴位概述

穴位多为神经末梢和血管较多的地方，也叫穴、穴道，学名腧穴。掌握穴位知识对于为产妇提供专业身体恢复服务具有重要意义。腧穴是人体脏腑经络气血输注出入的特殊部位。它是人体经络线上特殊的点区部位，中医可以通过针灸或者推拿、点按、艾灸刺激相应的经络点来达到治疗疾病的目的。腧穴并不是孤立于体表的点，它是与深层组织器官有着密切联系、互相疏通的特殊部位。人体穴位总计有 720 个，医用 402 个，其中要害穴位有 108 个。

穴位分为十四经穴、奇穴和阿是穴三类。分布于十二经脉及任督二脉上的腧穴称为"十四经穴"，简称经穴，全身有经穴 361 个；奇穴是指既有一定的穴名，又有明确的位置，尚未归入十四经的腧穴，因为有奇效，所以称为奇穴；阿是穴，"阿"是"痛"的意思，这类腧穴既无具体的名称又无特定的位置，而是以压痛点作为推拿治疗的部位，因此称为阿是穴。

二、头颈部熟记穴位

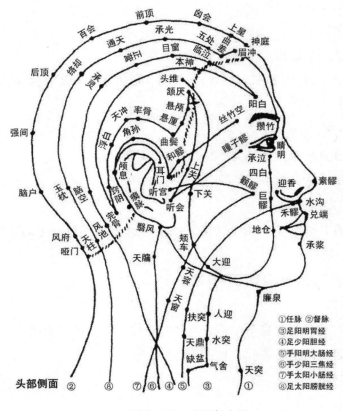

图 3-16　头颈部穴位

1. 百会穴

位置：在头顶正中线与两耳尖连线的交点处。

经属：为督脉，为手足三阳、督脉之会穴。

2. 神庭穴

位置：头前部入发际五分处。

经属：为督脉、督脉与足太阳膀胱经之会穴。

3. 太阳穴

位置：在眉梢与外眼角之间向后约 1 寸凹处。

经属：奇穴。

4. 耳门穴

位置：在耳屏上切迹前、张口呈现凹陷处。

经属：为手少阳三焦经。

5. 睛明穴

位置：在眼内眦角上方0.1寸处。

经属：为足太阳膀胱经，手足太阳、足阳明、阳跷、阴跷五脉之会穴。

6. 人中穴

位置：在人中沟偏上（沟下沿上量2/3处）。

经属：属督脉，为手、足阳明，督脉之会穴。

7. 哑门穴

位置：在顶部后正中线上，第1颈椎与第2颈椎棘突之间的凹陷处（后发际凹陷处）。

经属：为督脉、系督脉与阳维脉之会穴。

8. 风池穴

位置：在枕骨粗隆直下凹陷处与乳突之间，斜方肌和胸锁乳突之间。

经属：足少阳胆经系手足少阳阴维之会穴。

9. 人迎穴

位置：喉结旁开1.5寸。

经属：足阳明胃经。

三、胸腹部熟记穴位

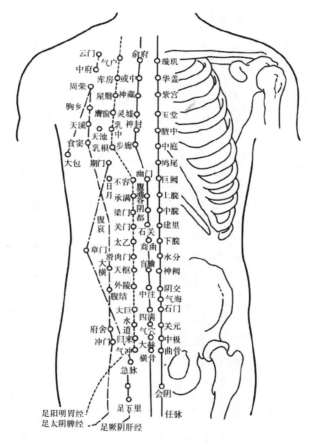

图 3-17 胸腹部穴位

1. 膻中穴

位置：在体前正中线，两乳头中间。

经属：任脉，是足太阴、少阴，手太阳、少阳；任脉之会。

2. 鸠尾穴

位置：位于脐上 7 寸，剑突下半寸处。

经属：任脉之络穴。

3. 巨阙穴

位置：在体前正中线，脐上 6 寸处。

经属：任脉、系心之募穴。

4. 神阙穴

位置：位于脐窝正中。

经属：任脉。

5. 气海穴

位置：位于体前正中线，脐下 1 寸半处。

经属：任脉。

6. 关元穴

位置：位于脐下 3 寸处。

经属：任脉、系三阴、任脉之会，小肠之募穴。

7. 中极穴

位置：在体前正中线，脐下 4 寸处。

经属：任脉、系足三阴、任脉之会，膀胱之募穴。

8. 曲骨穴

位置：腹下部耻骨联合上缘上方凹陷处。

经属：任脉，系足厥阴肝经与任脉之余。

9. 膺窗穴

位置：在胸骨中线第 3 肋间玉堂穴旁开 4 寸处。

经属：足阳明胃经。

10. 乳中穴

位置：在乳头中央。

经属：足阳明胃经。

11. 乳根穴

位置：在乳头中央直下一肋间处。

经属：足阳明胃经，左侧内为心脏。

12. 期门穴

位置：位于乳下两肋间当第 6 肋间。

经属：属肝经，肝之募穴。足太阴，厥阴，阴维之会。

13. 章门穴

位置：在腋中线，第 1 浮肋前端，屈肘合腋时正当肘尖尽处。

经属：足厥阴肝经，系足太阴、厥阴，阴维之会，肝之募穴。

14. 商曲穴

位置：位于腹中部当任脉、下脘穴的外侧五分处。

经属：足少阴肾经，系足少阴与冲脉之会。

四、背腰骶部熟记穴位

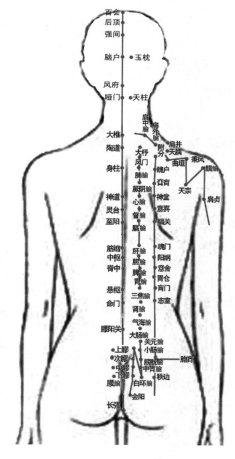

图 3－18　背腰骶部穴位

1. 肺腧穴

位置：在第3胸椎棘突下旁开1.5寸。

经属：足太阳膀胱经。

2. 厥阴腧穴

位置：在第4胸椎棘突下旁开1.5寸。

经属：属足太阳膀胱经。被击中后，会冲击心、肺，破气机，易死亡。

3. 心腧穴

位置：在第5胸椎棘突下旁开1.5寸。

经属：足太阳膀胱经。

4. 肾腧穴

位置：在第2腰椎棘突旁开1.5寸。

经属：足太阳膀胱经。

5. 命门穴

位置：在第2腰椎与第3腰椎棘突之间。

经属：督脉。

6. 志室穴

位置：在第2腰椎棘突下旁开3寸（命门旁开3寸）。

经属：足太阳膀胱经。

7. 气海腧穴

位置：在第3腰椎棘突下旁开1.5寸。

经属：足太阳膀胱经。

8. 尾间穴

位置：在尾骨端与肛门之间。

经属：督脉、督脉之络穴，别走任脉。

五、上肢与下肢熟记穴位

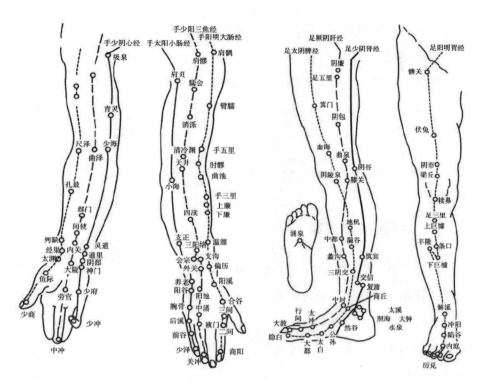

图 3-19 上肢穴位　　　　　图 3-20 下肢穴位

1. 肩井穴

位置：在大椎穴与肩峰连线中点，肩部最高处。

经属：足少阳胆经，系手少阳、足少阳、足阳明与阳维脉之会。

2. 太渊穴

位置：在仰掌、腕横纹之桡侧凹陷处。

经属：手太阴肺经。肺之原穴，百脉之会。击中后，阴止百脉，内伤气机。

3. 足三里穴

位置：在外膝眼下3寸，胫骨外侧约一横指处。

经属：足阳明胃经，足阳明之脉所入为合。

4. 三阴交穴

位置：在内踝尖直上 3 寸，胫骨后缘。

经属：足太阳脾经，系足太阴、厥阴、少阴之会。

5. 涌泉穴

位置：在足掌心前 1/3 处，当屈足趾时出现凹陷处。

经属：足少阴肾经。

第五节　中医保健疗法

一、中医推拿按摩

产后恢复师必须掌握一定的推拿按摩手法，才能对产妇的身体康复提出有效辅助治疗建议。中医按摩手法主要包括以下几种。

1. 按法

按法为镇静止痛手法。按是压抑的意思，用手指、手掌或肘部在体表的特定部位或穴位上停留一定时间，逐渐用力深压，称为按法。《医宗金鉴·正骨心法要旨》曰："按者，谓以手往下抑之也。"使用按法时，应根据病变部位的深浅及病人的耐受程度，以不使局部剧痛，有得气感为宜。临床常用于由损伤引起的疼痛等症。

2. 摩法

摩法为散瘀消肿手法。摩是抚摩的意思，用手掌或多指掌面附着于一定的部位上，以腕关节连同前臂做环行有节律的轻快抚摩动作，称为摩法。《医宗金鉴·正骨心法要旨》曰："摩者，谓徐徐揉摩之也。"使用摩法时，以不增加疼痛或皮下筋肉组织无明显活动为度。临床常用于损伤早期瘀肿显著等症。

3. 推法

推法为疏通复位手法。推者，是用手向前或向外用力使物体移动的意思。以手指或手掌的某一部位着力，在人体一定部位或穴位上做单方向的直线或弧线移动，称为推法。《医宗金鉴·正骨心法要旨》曰："推者，谓以手推之，使还旧处也。"使用推法时，以不增加疼痛为度。临床常用于损伤引起的气滞血瘀、经络阻塞、筋骨移位等症。

4. 拿法

拿法为解痉通络手法。拿是把物体握在手里的意思，用一手或双手多指（或拇指、食指）相对用力捏紧提起施术部位的皮肤、筋肉，称为拿法。《医宗金鉴·正骨心法要旨》曰："拿者，或两手一手捏定患处，酌其宜轻宜重，缓缓焉以复其位也。"使用拿法时，应拿放有节律，以不使筋肉从手中滑脱为宜。临床常用于缓解由损伤引起的筋肉痉挛、脉络阻塞等症。

5. 揉法

揉法为活散止痛手法。揉是以手回旋地按、抚摩的意思，用拇指、多指或手掌（大、小鱼际与掌根）部着力，在一定的部位或穴位上做轻快或沉稳而柔和的回旋动作，以带动该处皮下组织，称为摩法。《厘正按摩要术》曰："揉以和之。揉法以手腕转回环，宜轻宜缓，绕于其上也，是从摩法生出者。"使用揉法时，以不摩擦皮肤为度。临床常用于缓解由损伤引起的瘀结之肿和疼痛等症。

6. 滚法

滚法为活血散瘀、消除疲劳手法。"滚"是不断地旋转着往返移动的意思，用手掌手背的近小鱼际部或除拇、食指以外的掌指关节部着力，通过腕关节屈、伸和旋转的连续而节律的协调动作持续作用于施术部位，称为滚法。使用滚法时，以不产生跳动与不摩擦皮肤为度。用力的大小，要根据病情和施术部位及病人耐受程度而定，一般筋肉薄弱处、新伤、体虚和年老者宜轻，筋肉丰厚处、陈伤、体质强壮者宜重。临床常用于缓解由陈伤所致的肢体麻木、酸痛和活动障碍等症。

7. 搓法

搓法为松散手法。搓是手掌与接触面往返摩擦的意思，用单手或双手掌面着力，在躯干与四肢的某一部位上均匀用力、快速往返的摩擦动作，称为搓法。《厘正按摩要术》曰："搓以转之，谓两手相合而交转以相搓也。或两指合搓，或两手合搓，各极运动之妙，是从摩法生出者。"使用搓法时，以不擦伤皮肤与筋肉温热为度。临床常用于腰背与四肢关节的陈伤或寒湿痹症，这对于筋肉紧张或痉挛有良好的缓解作用。

8. 动法

动法为舒筋正骨手法。"动"是从原来位置上离开或改变原来的位置与姿态的意思，用一手握住或扶住关节近端的肢体（固定），另一只手拿住关节远端的肢体，做相反方向的牵拉、推扳及屈伸与旋转等一类手法，称为动法。使用动法时，需根据关节具体结构和活动范围，因人因病而定。临床常用于缓解由筋肉损伤引起的肢体活动障碍、关节脱位、筋移位等症。

9. 拨法

拨法为分筋解痉手法。拨是推动或挑动的意思，用手指或肘尖在一定部位或穴位上，适当用力下压至有酸肿感时，再做与筋肉纤维垂直方向的来回推动，使其从指下或肘下滑脱，称为拨法。使用拨法时，以不加重损伤而有肿麻酸痛感为宜。一般新伤、病变部位浅者，宜用轻拨法；陈伤、病变部位深者，则宜用沉稳的重拨法。临床常用于缓解由损伤引起的筋肉紧张、痉挛、粘连、结索等症。

10. 打法

打法为震动、疏通、调和之法。打是击的意思，用空拳、拳背、虚掌、掌根、掌侧（小鱼际）、指背、指侧、指端或用桑枝棒，在体表有节奏、轻重适宜地叩、拍、捶、敲击的动作，称为打法。打法能震动筋脉、疏通经络、调和气血，使用打法时，应根据具体病情和部位，选择不同的打法。临床常用于缓解由旧伤引起的气血瘀滞、经络阻塞、筋肉痉挛与肢体疲劳等症。

二、产后艾灸

艾灸法是以经络、脏腑等理论为指导，利用某种易燃材料或药物，在穴位上或患处烧熏，借其温热效能，通过经络的作用来调整人体生理功能的平衡，从而防病治病的一种外治方法，可以祛风、祛湿、祛寒、温经活络。

艾灸法能补气助阳、温益脾肾。《灵枢·经脉》曰："灸则强食生肉"，意指艾灸法有增进食欲、促进机体生长的作用。针、灸、药各具特点，各有其局限性。艾灸法的特点在于可以弥补针、药之所不及，对于使用针、药等方法治疗无效或效果不显著的病，往往可起到特殊的成效。正如明代李延在《医学入门》中曰："凡病药之不及，针之不到，必须灸之。"

女性以气为本，以血为用，产后元气大损，阴血骤亏，百脉空虚，又多瘀血，故有"产后多虚多瘀"的说法。艾灸作为针对孕产期女子的一种外治方法，有着一套完备的护理方案。应用艾灸方法进行产后调理，可以有效缓解产妇的诸多不适症状，这种方法是和女性产后多虚多瘀的病理生理特点相适应的。热敏灸与传统艾灸法相比，可有效激发循经感传，使"气至病所"，往往可以取得事半功倍的效果。

1. 艾灸常用穴位

（1）神阙穴

神阙穴又名脐中，属任脉，为保健要穴。常灸此穴具有温补元阳、健运脾胃、益气延年的功效。其方法有隔姜灸、隔盐灸，每次 3~5 壮，每日 1 次，10 次为 1 疗程。每次以感到局部温热舒适，稍有红晕为度。

（2）气海穴

气海穴位于丹田，属任脉，为保健要穴。常灸此穴具有培补元气、益肾固精的功效。一般采用温和灸、隔姜灸和附子灸的方法。孕妇禁用。

（3）关元穴

关元穴也位于丹田，属任脉，为保健要穴。常灸此穴具有温肾固经、补气回阳、通纳冲任的功效。常用温和灸、隔姜灸和附子灸的方法。孕妇禁用。

（4）风门灸

风门灸为足太阳膀胱经穴。常灸此穴具有宣肺解表、祛风通络的功效，主治风证，多用于预防感冒。一般采用隔姜艾灸法，在感冒流行期间，每日灸 1 次，每次 5～10 分钟，连灸 10 天。

（5）中脘灸

中脘灸为任脉经穴，胃的"募穴"，八会穴之一，具有健运脾胃、补中益气的功效。常用隔姜灸、温和灸的方法，每日灸 1 次，每次 5～9 壮，连灸 10 天。

（6）足三里灸

足三里灸为足阳明胃经合穴，具有补脾益肾、调和气血的功效。现代医学研究表明，艾灸足三里可以调整脏腑功能，促进机体新陈代谢，增加白细胞、红细胞的数量和吞噬细胞的吞噬功能，增强免疫力。

（7）身柱灸

身柱灸有清心宁神、降逆止呕的功效。多采用温和艾灸法，用烟卷大小的艾条，每次 5～10 分钟，隔日 1 次，每月不超过 10 次。

2. 艾灸操作动作规范

（1）盖被

在悬灸的过程中应给产妇盖被尤其是要裹好双足，施灸穴位暴露面积不超过 4 厘米×5 厘米，每一穴位操作结束立即为产妇盖好保暖，以免受寒。

（2）坐姿

悬灸时要腰部挺直，收腹端坐，双腿并拢，双臂肘关节呈 125 度悬空，切忌将双手压在顾客身上。两眼凝视施灸部位，真正做到手到、眼到、心到。

（3）点燃艾条

左手持艾条，右手拿点火器沿着艾条的边缘轻轻点燃，切忌用口吹火或用手扇火。

（4）悬灸手法

左手食指、中指点按穴位两侧，右手拇指、食指、中指，三指拿捏艾条，艾条离皮肤2～3厘米。

（5）悬灸顺序

先背后腰，先上后下，先左后右，先阳后阴，先补命门。

（6）弹艾灰

轻轻磕敲艾条，沿清灸垫慢慢滑动，让艾灰自然脱落。

（7）悬灸结束

用灭灸剪将艾条头剪断放在盛水的清灸罐内，再及时将罐盖好。

3. 艾灸操作方法

（1）温和灸

温和灸：是一种将点燃的艾条悬于施灸部位之上，固定不移，直至皮肤稍有红晕的方法。左手为压手，食指、中指紧按穴位两侧，右手为灸手，两手协调操作。具体步骤为：

①灸者取艾条1支，点燃一端；

②对准施灸穴位，距皮肤2～3厘米，进行熏灸；

③艾条固定不移，以被灸者感到温热舒适为度；

④每次灸10分钟左右，灸至皮肤出现红晕即可。

（2）回旋灸

回旋灸又称热熨灸，是将点燃的艾条在距施术部位约3厘米处，往返移动而灸的一种方法。具体步骤为：

①灸者取艾条1支，点燃一端；

②对准施灸穴位，距皮肤2～3厘米，进行熏灸；

③将艾条左右移动或反复旋转施灸，移动范围为直径4厘米左右；

④每次灸10分钟左右，以皮肤有温热感而不灼痛为宜。

（3）雀啄灸

雀啄灸是将点燃的艾灸在被施灸部位上下移动，似麻雀啄米，故称为雀啄灸。具体步骤为：

①灸者取艾条 1 支，点燃一端；

②艾条点燃的一端与施灸部位的皮肤距离不固定，似麻雀啄米一上一下活动施灸；

③也可左右移动或反复旋转施灸；

④一般每穴灸 5～10 分钟。

此法热感较强，要注意防止烧伤皮肤。

4. 施灸的注意事项

（1）施灸者的责任心和态度

施灸者首先要有自信心，为被灸者耐心细致地宣传灸法的好处，做好被灸者的思想工作。在施灸过程中，施灸者要严肃认真、专心致志、手眼并用，切勿掉以轻心、草率操作，以免灼伤被灸者。

（2）注意空气冷暖和安全

施灸时不免有烟熏和艾味，在保证被灸者不被风吹到的前提下，可以开窗换气，尽量保持空气清新。施灸时，被灸者要脱衣服，应注意保证室内的温度达到要求。灸法若操作不当，容易落火烧灼皮肤和衣服，应小心处理。

（3）注意灸料的质量

艾绒的粗细好坏以及杂质的含量与施灸过程和效果关系极大，务必考究。因艾绒最易受潮，用时应保证晒干，以便点燃。艾条以粗大、结实、均匀、干燥为好。

（4）施灸者姿势端正

施灸时，施灸者需注意体位自然，肌肉放松，勿采取勉强体位。

（5）灸法与消毒

在穴位上施悬灸、艾灸盒温灸，一般对消毒要求不太严格。至于灸的原料，则不需要消毒，只要将艾绒晒干即可。

（6）注意穴位和施灸的部位

不经考虑，不定穴位，随便施灸是非常不妥当的，必须根据选定的穴位而施行。

（7）施灸的程序

如果上下前后都有配穴，应先灸阳经，后灸阴经；先灸上部，再灸下部；也就是先背部，后胸腹；先头身后四肢，依次进行，秩序不乱，以免被灸者反复改变姿势，也省事省时。

（8）晕灸的防范

晕灸者虽然罕见，但也有发生，其表现为突然头晕、眼花、恶心、颜面苍白、四肢发冷、血压降低、心慌出汗，甚至晕倒等，多系初次施灸、空腹疲劳、恐惧、体弱、姿势不当、灸时过长、刺激过重所致。一经发现，要立即停灸，让其平卧，按摩人中、百会、膻中、足三里等穴，一般可自行缓解。但应注意施灸的禁忌，做好预防工作，在施灸中要不断观察，争取早发现、早处理，防止出现晕灸。

（9）施灸与休养

要保持乐观愉快的心情，静心调养，节欲保精，勿过劳，清淡素食，以助效果。附灸后调养口诀，应当记牢：灸后风寒须谨避，七情莫过慎起居，切忌生冷醇厚味，唯食素淡最适宜。

（10）勿急于求成

使用灸法要有耐心，灸从久，必须长期坚持，欲得健康长寿，需慢慢调理。

（11）施灸不良反应

一般无任何反应，但由于体质和气候不同，开始施灸可能引起发热疲倦、口干、全身不适等反应，一般不需顾虑，继续施灸即能消失，必要时可以拉长两次施灸间隔。

（12）灸后洗澡问题

凡用悬灸和艾灸盒温灸，可以正常洗澡，为了不影响效果，一般在灸后 2 小时洗澡为宜。

（13）施灸配穴的原理

一般而言，凡灸上部以后，必须在下部配穴灸，双侧取穴以引热力下行。属于任督二经的穴位取单穴。

（14）使用经穴要少而精

选用经穴在于精要、准确，不宜过多。所以取穴要准，用穴要精，操作要巧，配穴要妙。

（15）施灸的安全性

按照规范的方法操作是安全的，必须排除因操作不慎引起的灼伤、失火等。

5. 常见灸后反应

（1）疾病加重

这是一种正常的反应。人体是一个整体，有阴阳之分。当正气不足，而邪气旺盛的时候，人体就会出现各种不适反应。当坚持艾灸一段时间后，体内的正气慢慢累积，病邪也会被逐渐驱出体外。

（2）失眠

艾灸后常常会有失眠的症状，初次艾灸后的失眠是一种正常反应，此时的失眠多表现为疲乏无力。但经过一段时间的艾灸后，睡眠时间虽少，反而精力充沛。此时，不要因为睡眠时间的不足而烦恼，主要应看自己的精力是否充足。

（3）口干舌燥

很多人艾灸后会出现口干舌燥的现象，这也是艾灸的一种常见反应。这一现象表明阴阳正在调整，阳不胜阴，要多喝白开水。此时出现的喉咙异常干痛反应是病邪（寒邪）逐渐外发时的必然症状（病邪被驱赶到哪里，哪里就会出现炎症）。

（4）出现红疹

有人艾灸后身上会出现很多红疹，此时多会以为是过敏。其实，这些表现出来的症状，都是元气驱赶寒邪外出的表现，也是病邪在体表的反应。如果红疹严重，可以在大椎、足太阳膀胱经的腧穴及委中穴放血，给病邪以出处。

（5）情绪低落

有些产妇艾灸后会出现类似抑郁症的现象，这时可以通过找人倾诉发泄出来，不要郁闷在心，免得徒增新疾。

在艾灸期间，不宜吃辛辣刺激性食物，不宜过饥过饱，不宜行房事，要吃清淡的食物，保持心情愉悦，多到户外运动或散步。每天至少保持30分钟的锻炼，才能达到更好的疗效。

6. 艾灸疗法的特点

（1）艾灸的副作用主要表现为体质判断的错误和穴位选择的错误，从而造成身体不适，运用正确的方法可以调节回来。

（2）艾灸具有效果明显、简便易行、经济实用的优点。只要操作方法得当，穴位掌握准确，对人体一般不会产生不良反应。艾灸为身体补充阳气，尤其适用于阳虚体质。

（3）艾灸有补泻的作用，对于阴虚火旺热症体质的产妇，要先从泻法开始，滋阴的同时再调理阴阳的平衡。

（4）艾灸是一种物理和药理结合的中医疗法。它属于绿色自然疗法，起源于中国古代，是以艾草制成的艾绒燃烧来治病养生的方法。

思考与练习 >>>

1. 中医理论的基础是什么？

2. 为什么说"精、气、神"中的"气"在产后恢复中尤为重要？

3. 本章介绍了哪几种常用的中医按摩方法？

4. 产后艾灸的原理是什么？

下 篇
实操技能篇

- 产后体质恢复实操
- 产后全身各部位恢复实操
- 产后护肤与瘦身
- 产后月子病的特殊护理
- 产后膳食营养调配
- 产后抑郁的心理调适

第四章

产后体质恢复实操

本章学习目标

1. 掌握产后体质恢复调理的基本技能。
2. 熟悉产后几种常见症状（脾胃虚弱、肾虚、便秘）的恢复方法及生活注意事项。
3. 了解小产护理的重要性。

俗语说，一个孩子三桶血。产妇产后难免会出现身体虚弱的情况，特别是对于体质原本就差的产妇来说，更容易发生产后体虚。体虚可以通过多种方法调整，包括饮食调整、日常起居习惯调整、经络调理、药物治疗等。运用正确的调理方法，可以使产妇的身体在短期内恢复到正常状态。但不同的产妇会有不同的症状表现，要选择适当的手段有针对性地调整。

第一节　脾胃的调理

一、先养心再养脾胃

脾主运化，是"后天之本""气血化生之源"，脾胃为乳汁生化之源。

产妇体虚气虚，常会有四肢冰凉、不思饮食的临床表现。脾胃是有"感情"的，"情志养生"也是养脾胃。日常生活中，我们常有这样的体会：心情抑郁、情绪低落时会茶饭不思，而放松的环境和愉快的心情则会使人胃口大开。

据调查，胃病患者中约有七成跟情绪状态相关，胃功能失调者，患抑郁症等情绪病的概率比一般人高 3.1 倍至 4.4 倍。由于"情绪"变化常可引发胃肠功能的改变，所以胃被称为人体情绪变化的"晴雨表"。这在一定程度上也就说明了情绪对脾胃具有重要影响，所以要养脾胃，首先要调理好心情。

二、五谷饮食健脾胃

脾胃者，仓廪之官也，饮食养生从养脾胃开始。人以水谷为本，所以养脾胃最好莫过于五谷。《黄帝内经》里讲："五谷为养，五果为助，五畜为益，五菜为充。"意思就是谷物（主食）是人们赖以生存的根本，而水果、蔬菜和肉类等都是作为辅助，发挥补益作用。

养脾胃不仅要多吃五谷，还要注意饮食有节和多样化，顺应四时，进食各种美味食物，如粳米、糯米、高粱、玉米、番薯、薏仁、豇豆、白扁豆、大枣、莲子、花生、栗子、藕、香菇、马铃薯、芋头、花菜、大白菜、胡萝卜、荠菜、牛肉、牛肚、鲫鱼、鲈鱼等。

三、健脾和胃调理方法

脾胃为乳汁生化的源泉，女性生产后的哺育要特别依靠胃气的充足。因此，要想乳汁充足，产妇首先要保证食物摄入量。

健脾和胃调理可以每周做 3 次，21 次为一个疗程，产后 7 天即可开始。这一疗法通过运用专业手法疏经活络、调节脏腑，来激发人体正气、改善脾胃机能，有效预防及改善产后饮食不调，促进产妇对营养的吸收。

调理步骤如下：

（1）从上至下分推腹部（7~9遍）。

（2）团揉肚脐周围（八卦摩腹5分钟）。

（3）腹部震颤（20分钟）。

（4）点按中脘、下脘、水分、气海、关元、天枢每个穴位半分钟。

（5）揉拨腿部脾经、胃经（7~9遍）。

（6）点按血海、足三里、三阴交，每个穴位1分钟。

另外，按摩然谷穴可以使人产生饥饿感，还能治疗因减肥而造成的节食症，让肠胃保持敏感。具体方法是：找到穴位后，用大拇指用力往下按，再马上放松。当大拇指按下去的时候，穴位周围乃至整个腿部的肾经都会有强烈的酸胀感，但手指放松后酸胀感会马上消退。重复10~20次。

第二节　肾的调理

一、肾的重要性

肾乃五脏之首，位于人体脊柱两侧。肾藏精，主生长发育和生殖，为脏腑"阴阳之本，生命之源"，被称为"先天之本"。肾的生理活动功能主要是通过肾中精气来实现的。

女性的经、胞、带、产等特殊生理活动均与体内气、血、精、津液等密切关联，故肾部保养对产妇来说尤为重要。

肾功能包括泌尿、生殖、内分泌、中枢神经和造血等系统功能。肾功能降低对人体的影响较大，女性产后诸多症状与肾部机能密切相关，常见症状有皮肤干燥、无光泽、有皱纹，眼袋肿、黑眼圈、黄褐斑、面色皓白或发黑、头发枯黄易断、肩背僵硬、头晕耳鸣、腰膝酸软、毛发稀疏、贫血、肢冷、牙齿松动、水肿、精神萎靡、情绪低落、尿频尿急、性功能低下、免疫力低下、骨质疏松等。

二、护肾调理方法

调理部位：前胸肋骨结束点往身后平行线至后背为肾区。

调理步骤如下：

（1）搵油：滴 30 滴精油，用手搓热，每次安抚双侧背部 3~5 圈。

（2）双手重叠：由长强穴推至肾区各 3 遍，力度沉而缓，放松安抚。

（3）用双手大拇指腹推膀胱经，从腰收回，气血循环，收腰安抚，每次 3~6 遍。

（4）用单手大拇指来回推膀胱经，换手再推，安抚，每次 3~6 遍。

（5）用双手大拇指均匀用力推督脉、膀胱经，按髂前上棘，然后收回至长强穴，每次 3~6 遍。

（6）找到穴位骨缝位置（一寸一个），大拇指重叠按压穴位，沿督脉至肾（12 肋骨处），力度要沉、稳、长。

（7）沿八髎穴顺按膀胱至肾部，每次 3~6 遍。

（8）沿八髎穴四指处环跳穴 10 秒，后安抚。

（9）双手平放在长强穴（尾骨）、督脉，来回搓热至肾区，每次 3~6 遍。

三、建议疗程与效果

每年季节交替时可以做护肾调理，每周做 3 次，以 21 次为一疗程。通过专业的手法、产品及理疗仪器，疏经活络，调节阴阳，激发人体正气，改善肾部机能，有效预防及改善因肾功能失调引起的各种身体不适症状，还可以起到强身、调节内分泌、平衡体内激素水平、美化肌肤、延缓衰老等作用。

第三节 便秘的调理

产妇产后恢复正常饮食后，大便数日不行或排便时烦躁疼痛，称为产后便秘或产后内分泌失调。

一、产后便秘的原因

（1）胃肠功能降低，蠕动缓慢，肠内容物停留过久，水分缺少。

（2）怀孕期间，腹壁和骨盆底的肌肉收缩力量不足。

（3）分娩后，会阴和骨盆或多或少受到损伤，通过神经反射，抑制了排便动作。

（4）产后饮食过于讲究营养，导致纤维素缺乏。

（5）产后下床活动不便，许多产妇不习惯用便盆排便。

二、调理步骤

中医将产后便秘分为血虚肠燥、阴虚火旺、气虚难便等类型。如果针对相应症状进行取穴，并加以理疗，有助于消化系统功能的恢复。

调理部位：腹部、上肢、足部。

（1）抹任脉。从膻中穴到中极穴抹20次。膻中穴位于胸部，前正中线上，平第4肋间，两乳头连线的中点。中极穴位于下腹部，前正中线上，脐中下4寸。

按摩方法：产妇仰卧或正坐，操作人员用左手或右手的拇指，从膻中穴沿着任脉（腹部正中）抹到中极穴，方向始终由上向下，操作20次，力量不宜过大，但是要紧贴皮肤。

（2）掌揉天枢穴和大横穴。天枢穴位于腹中部，距脐中2寸。大横穴位于腹中部，距脐中4寸。

按摩方法：将两掌平放于产妇腹部，两中指正对脐中，稍加用力后以顺时针方向揉动，以腹内有热感为佳。

（3）点揉腹结穴和气海穴。腹结穴位于下腹部，大横穴下 1.3 寸，距前正中线 4 寸。气海穴位于在下腹部，前正中线上，脐中下 1.5 寸。

按摩方法：用双手拇指指腹按压产妇腹结穴后稍加压力，以产妇感到酸胀为佳，然后沿顺时针方向点揉 1 分钟；再用一手拇指点揉产妇气海穴，力度与按腹结穴相同，点揉 1 分钟。

（4）顺时针摩揉全腹。摩揉时应注意方向，如果方向相反，结果也会适得其反。

按摩方法：将两掌重叠，扣于产妇脐上，稍加用力，沿顺时针方向摩揉全腹，力度要渗透进腹腔，令肠道能跟随手掌在腹腔中震动，以促进肠道蠕动。

（5）点揉尺泽穴和曲池穴。尺泽穴位于肘横纹中，肱二头肌腱桡侧凹陷处。曲池穴位于肘横纹外侧端，屈肘、尺泽穴与肱骨外上髁连线中点。

按摩方法：以一侧拇指指腹按住产妇尺泽穴，轻轻揉动，以出现酸胀感为宜，每侧按 1 分钟。对曲池穴的操作同尺泽穴。此二穴为上肢治便秘要穴，尺泽穴为肺经穴位，曲池穴为大肠经穴位，二者相配能有效促进大便排出，效果显著。

（6）点揉合谷穴。合谷穴位于大拇指和食指的虎口间，拇指、食指像两座山，虎口似一山谷，合谷穴因此得名。合谷穴的定位方法是：一手拇指的第一个关节横纹正对另一手的虎口边，拇指屈曲按下，指尖所指处就是合谷穴。

按摩方法：以拇指指腹按住产妇合谷穴，轻轻揉动，以产妇感到酸胀为宜，每侧按揉 1 分钟，共按揉 2 分钟。合谷穴是清热止痛良穴，可以有效缓解因便秘造成的头晕、饮食不振、情绪烦躁、黄褐斑、痤疮和腹痛等症。

（7）按揉支沟穴。支沟穴位于前臂背侧，阳池穴与肘尖的连线上，腕背横纹上 3 寸，尺骨与桡骨之间。

按摩方法：以一侧拇指指腹按住支沟穴，轻轻揉动，以感到酸胀为宜，每侧按揉 1 分钟。支沟穴是治疗便秘的特效穴，适用于缓解各型便秘。

（8）按揉内庭穴。内庭穴位于足背，第 2 跖骨、第 3 跖骨结合部前方凹陷处。

按摩方法：以一侧拇指指腹按住内庭穴，轻轻揉动，以感到酸胀为宜，每侧按揉 1 分钟。内庭穴是泻胃火的特效穴，此穴对缓解因饮食不当所致的便秘效果最为明显。

三、建议疗程和效果

便秘一周需要调理 3 次，以 21 次为一个疗程，适合易感冒、抵抗力差、出虚汗、食欲不振、四肢发冷、便秘等症状。

第四节　小产后的调理

从受精卵在子宫着床的那一刻起，直到怀孕 20 周，这段时间胚胎内各器官迅速发展，而遗传、药物、荷尔蒙、营养及氧气等因素，都会影响到胎儿发育，在此时期生产称为"小产"。约 75% 的意外流产发生在妊娠 16 周以前，其中大多数又发生在妊娠 8 周前。小产后，女性需要养好身体，减轻小产给身体带来的伤害。

"小产"可能是胞脉阻滞或失养、气血运行不畅所致。中医认为流产的原因主要分为四大方面：

（1）血虚。孕妇身体气血不足，或因疲劳多虑、饮食不协调，孕前失血而体虚。

（2）气郁。孕妇会因心情抑郁而导致肝血失调，肝血偏虚就会导致孕妇心情更加抑郁。如果心情经常反复无常，就容易因血行不畅，造成小产。

（3）虚寒。孕妇因体质虚寒，造成体内阴寒日重，气血运行不畅，血脉受阻导致小腹冷痛。

（4）跌倒或受伤。中医指出"小产将养十倍于正产也"，意思是小产对身体耗损很大，相比于正常生产，需要花更多的心力与时间去调养。

盆骨、子宫是人体的中轴，从传统医学的角度来看，从尾闾到命门这一段区域是人的封藏之本，即藏元气、主一身生发气机的地方。小产的女性，子宫没有完成一个完整的生命的孕育和诞生，就戛然而止了，这时需要敛藏和休养，以待将来孕育。

小产后，要特别注意以下几点：

1. 充分休息

小产会导致子宫内膜受损，若过早地活动，很可能会延长阴道出血的时间，不利于身体恢复。一般来讲，小产后三天应卧床休息，并静养两周，避免过早地从事体力劳动或体育锻炼。

2. 保持清洁

小产后子宫和阴道分泌物增多，细菌很容易因身体的虚弱乘虚而入，因此，每天应用温开水清洗外阴 1~2 次；勤换贴身衣物，勤换卫生巾，保持外阴干爽洁净；小产后应避免坐浴，以免不洁水流入阴道引发感染；小产后一个月内暂停同房，以防感染。

3. 调节心情

引导产妇通过听音乐、看书、看碟片等转移注意力的方法，平复情绪。争取产妇家人，特别是丈夫的关怀和照顾，帮助产妇逐渐消除因小产带来的负面影响。

4. 加强营养

产妇小产后因失血和心理压力，会变得虚弱。因此，应为产妇补充富含蛋白质、维生素和无机盐的食品，通过加强营养供给，帮助产妇恢复身体健康。避免生冷、油腻、辛辣以及有刺激性的食物。

小产后，子宫、卵巢等器官都需要一定的时间才能恢复到正常状态。

因此，不论是哪种形式的小产，自然生产还是剖腹产，都要坐月子，其护理和调养方法跟大产基本一样。

思考与练习 >>>

1. 什么食物能够补养脾胃？

2. 为什么说小产后的护理同样重要？

3. 产后便秘的调理步骤是什么？

第五章

产后身体各部位恢复实操

本章学习目标

1. 了解头部、背部的穴位分布。

2. 掌握面部、背部、腹部的实操方法和技能。

3. 了解四肢穴位分布。

4. 熟知盆底恢复的实操方法和技能。

5. 了解上下肢的按摩方法。

第一节　头面部恢复

分娩后，由于受内分泌的影响，面部皮肤水分蒸发加快，皮肤角质层水分缺乏，皮肤不再像往日那般柔滑细致，脸上肤色开始不均匀，对护肤品的吸收也不好，肌肤容易衰老。用按摩手法或面部梳理器从下往上摩擦面额，反复进行数次，可消除面部肌肉紧绷，通经活络，加快血液循环。长期坚持不仅可使面部轻松舒适，还能使脸面红润光泽，并防止皱纹早生。

一、头面部经络与穴位

1. 面部经络

任脉：下巴窝。

督脉：眉心带发际线。

胃经：颧骨最高点带发际线。

大肠经：迎香穴。

2. 面部常用穴位

面部常用穴位有承浆穴、迎香穴、听宫穴、睛明穴（眼角）、印堂穴（两眉中间）、鱼腰穴（眉的最高点）、攒竹穴（眼角上）、太阳穴、四白穴（眼侧），具体位置见图 5-1。

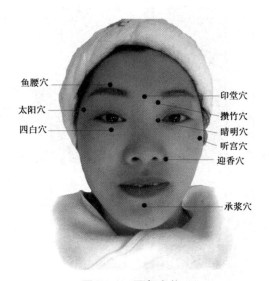

图 5-1　面部穴位

二、头面部恢复操作手法

1. 提升拨经手法一

（1）自产妇迎香穴沿睛明穴往上提拉经眉中心（印堂）至眉尾（见图5-2）。

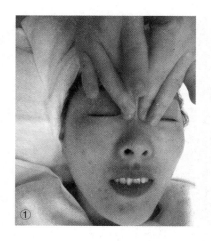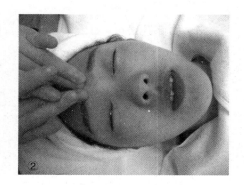

图 5-2

（2）用大鱼际掌根从产妇素髎穴（鼻尖）往上提拉至额头（见图 5-3）。

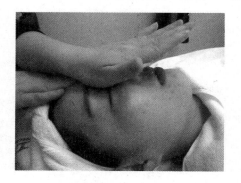

图 5-3

（3）双手从产妇下巴处往上提拉面部（见图 5-4）。

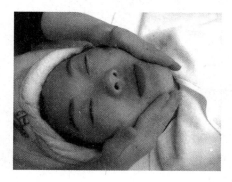

图 5-4

（4）用中指和无名指往上提拉鼻翼（见图5-5）。

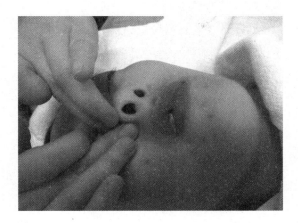

图5-5

（5）双手从产妇眼角抚至额头，再从耳前推至额头（见图5-6）。

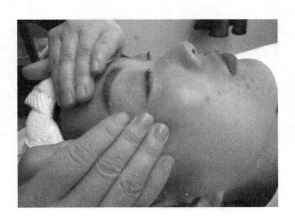

图5-6

（6）点承浆穴、迎香穴、睛明穴（眼角）、印堂穴（两眉中间）、鱼腰穴（眉的最高点）、攒竹穴（眼角外）、太阳穴、四白穴（眼侧）、听宫穴（见图5-7）。

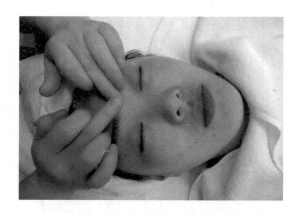

图 5 - 7

2. 提升拨经手法二

（1）从产妇下巴往上提拉至太阳穴，以改善双下巴（见图 5 - 8）。

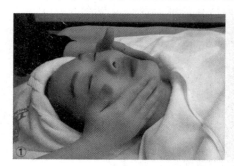 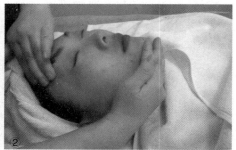

图 5 - 8

（2）从产妇鼻翼轻揉往上提拉，以改善法令纹（见图 5 - 9）。

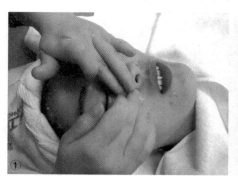 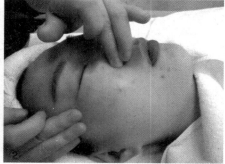

图 5 - 9

（3）从产妇眼角提拉至额头，以改善鱼尾纹（见图5-10）。

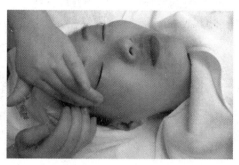

图5-10

（4）点穴。面部可点穴位有承浆穴、睛明穴、印堂穴、鱼腰穴、攒竹穴、太阳穴、承泣穴、四白穴、听宫穴（见图5-11）。

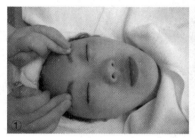 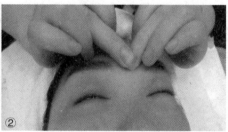

图5-11

肩颈部可点穴位有风府穴、风池穴（左右各一）、大椎穴、肩井穴，可拨经络有膀胱经、大肠经、耳后胆经（见图5-12）。

拨经点穴后再做提拉动作可起到排毒、提升面部的效果。

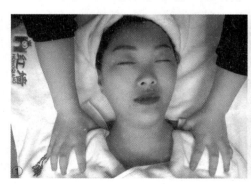 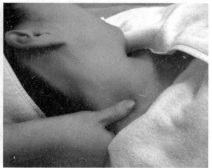

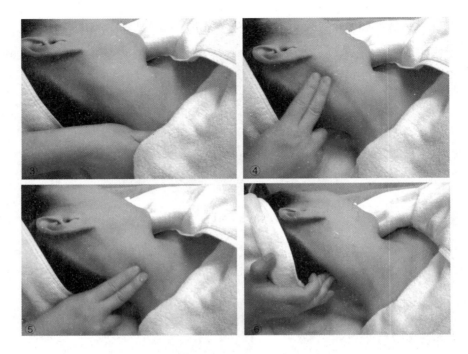

图 5 – 12　颈部拨经点穴

3. 眼部梳理

在眼眶周围轻柔按摩，注意用力轻重适宜，以感到舒适、略酸胀为佳，反复按摩数十次，可加快眼部血液循环，消除疲劳。逐一揉按眼保健操涉及的穴位，不仅可以明目祛风，还可以消除头昏脑涨感，从而使头脑更加清醒（见图 5 – 13）。

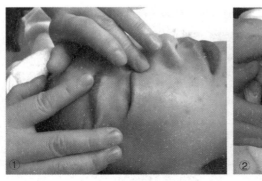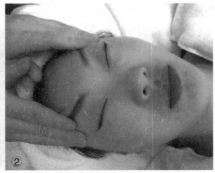

图 5 – 13　眼部梳理

4. 头部梳理

从额头开始用洁发器轻松梳理头发直至后枕部，然后从正中部分别向两边至耳部梳理，反复梳理数十次。洁发器具有调节经络的作用，经常用它按摩梳头，可以刺激头部穴位和神经末梢，起到消除疲劳、提神醒脑的作用（见图 5 – 14）。

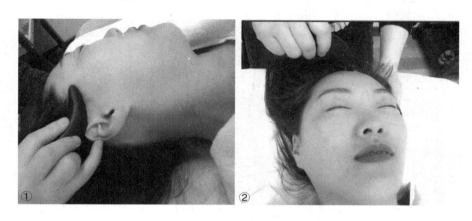

图 5 – 14　头部梳理

第二节　后背部恢复

一、后背部特定穴位

中医指出，人体背部属阳，有一条从上到下沿脊柱纵向贯穿于背部的督脉，总督人体全部属阳的经脉（见图 5 – 15）。手足三阳经及奇经八脉的阳气都与督脉通。膀胱经是人体最长的一条经络，也是最大的排毒通道（见图 5 – 16）。夹脊穴位于督脉和膀胱经之间，有一穴通二经的作用，对背部经络和肌肉进行搓擦、捶按、拍打，具有调阴阳、理气血、和脏腑、通经络的作用（见图 5 – 17）。

女为阴，产后阳气更加虚弱，对于产妇来讲，最应该提振阳气。平日要注意背部保暖，多晒太阳，以温煦经脉。现代医学证实，人体背部皮下蕴藏着大量"战斗力很强"的免疫细胞,通过推背及背部刮痧、捏脊,可以激活这些免疫细胞,以达到疏通经络、流畅气血、调和脏腑、祛寒止痛的目的。

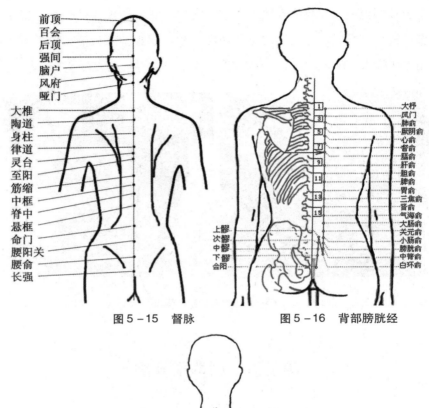

图5-15　督脉　　　　　　图5-16　背部膀胱经

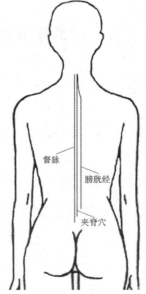

图5-17　督脉、夹脊、膀胱经

二、通督开络手法

通督开络又称推背，在按摩前需要借助精油和按摩膏揾油（或膏）。揾油（或膏）是指选取相应的精油或者按摩膏，油（或膏）不可以直接倒在或者滴在产妇身上，而应先倒入掌心。一种方法是用双手搓热油后涂抹在产妇施术部位；另外一种方法是将油倒入掌心，用另一手指尖蘸取、点涂在产妇的施术部位（见图 5 - 18）。

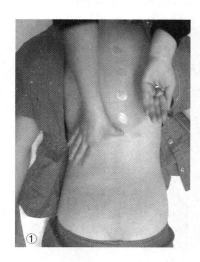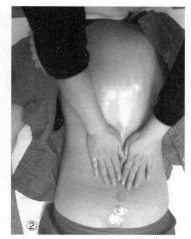

图 5 - 18　揾油

1. 从中渔利（主要作用于督脉）

单手、手掌直推，中指指腹始终平行于督脉，左右手交换进行（见图 5 - 19）。

方向：从大椎穴至长强穴。

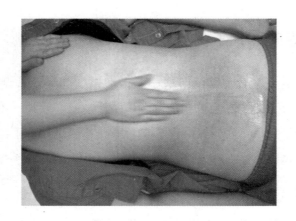

图 5-19　从中渔利

2. 比翼双飞（主要作用于夹脊穴）

双手握拳大拇指肚朝下，余下四指握空心拳，两手相对、平行，以拇指指腹推进（见图 5-20）。

方向：从大椎穴至长强穴。

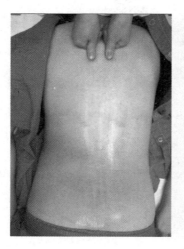 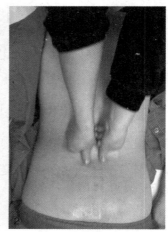

图 5-20　比翼双飞

3. 临溪而步（主要作用于夹脊穴、足太阳膀胱经）

用上手掌压住下掌心，用力均匀顺推产妇督脉两侧（见图 5-21）。

方向：从大椎穴至长强穴。

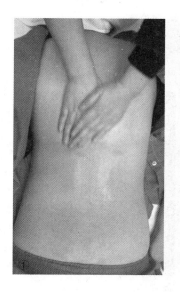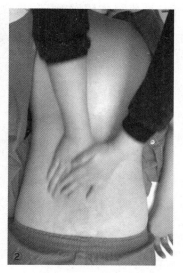

图 5 – 21　临溪而步

4. 政通人和（主要作用于督脉和夹脊穴）

用两手大拇指交替推督脉、夹脊穴（见图 5 – 22）。

方向：从大椎穴至长强穴。

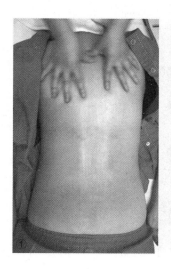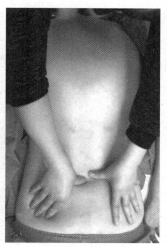

图 5 – 22　政通人和

5. 相扶到底（主要作用于夹脊穴和膀胱经）

双手掌相压，用腕力在膀胱经上来回扶动（见图5-23）。

方向：大椎穴至长强穴来回推动。

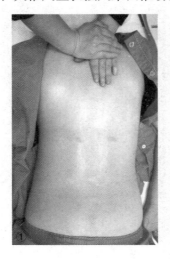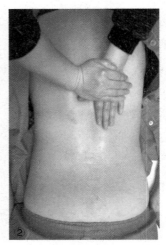

图5-23　相扶到底

6. 齐头并进（主要作用于膀胱经）

双手平放，用两手大拇指指腹交叉按压产妇膀胱经（见图5-24）。

方向：从大椎穴至长强穴。

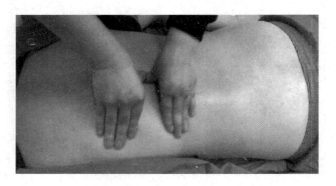

图5-24　齐头并进

7. 龟兔赛跑（主要作用于夹脊穴和膀胱经）

用双手大拇指、指腹推产妇夹脊穴，向前进两步退一步（见图5-25）。

方向：从大椎穴至长强穴。

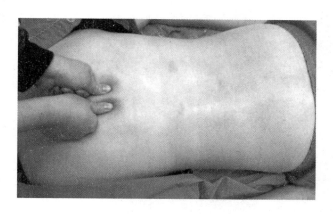

图 5 - 25　龟兔赛跑

8. 地下情报（主要作用于督脉、夹脊穴和膀胱经）

一侧手掌大拇指重叠在另一侧手掌下面。以大拇指压产妇督脉，其余四指作用于产妇夹脊穴和膀胱经，两侧交替进行（见图 5 - 26）。

方向：从大椎穴至长强穴。

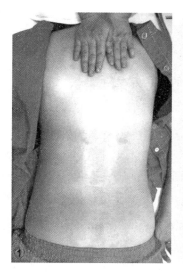 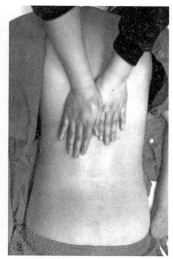

图 5 - 26　地下情报

9. 点、按、揉相结合（主要作用是刺激膀胱经上的腧穴）

用大拇指点、按、揉产妇后背的腧穴（见图 5 – 27），着重按揉的腧穴需根据具体情况来定。

方向：限定方向。

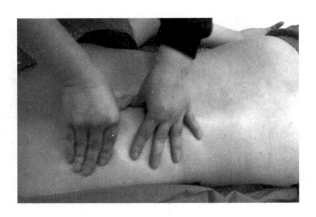

图 5 – 27　点、按、揉相结合

每次推背时间不少于 30 分钟，上述多种手法可以交替使用，一次可以选用 2 ~ 3 种手法。

第三节　腹部恢复

一、腹部恢复的必要性

女性在怀孕期间，增大的子宫不断挤压内脏，产后子宫变得空虚，之前被积压至上腹部的内脏随即下垂。产后经常坐起来或长时间走动，也容易造成松垮的子宫收缩不良，引起子宫下垂。所以，产后要注意内脏的复位。

二、腹部恢复的方法

1. 按摩穴位和方法

按摩穴位主要有上脘、中脘、下脘、天枢、气海、关元。

按摩方法如下：

（1）产妇仰卧，一手拇指指腹揉按产妇上脘、中脘、下脘、气海、关元穴各半分钟。

（2）产妇仰卧，两手拇指指腹揉按产妇双侧天枢穴1分钟。

（3）直擦产妇任脉（侧掌擦、手掌擦）3分钟，点按中脘、下脘、气海、关元、中极、曲骨、天枢、大横、归来、子宫穴各半分钟。

（4）摩腹。两手掌相叠，以产妇肚脐为中心，在其腹部做环形按揉（顺时针、逆时针各49次）。

（5）为产妇分推腹阴阳2分钟。

2. 绑腹带

除睡觉时间外，产妇每天早晨起床、午饭前和晚饭前都要用收腹带才能使体形迅速恢复，并有效预防胃下垂和保护五脏六腑。要选择棉布或麻布材质的收腹带，不要绑太紧，以免影响血液循环。

（1）绑腹带的时间

自然产产妇在产后第二天可绑腹带，剖腹产产妇在产后第六天可绑腹带，小产产妇在手术后的第二天可绑腹带。三餐前需拆下、重新绑紧再吃饭；擦澡前拆下，擦澡后再绑上；产后2周除洗澡等需要移除腹带的情况外，需时刻绑腹带，第3周起，可白天绑上，晚上拆下。

（2）腹带的绑法及拆法

①产妇仰卧、平躺，双膝竖起，脚底平放床上，膝盖以上的大腿部分尽量与腹部成直角，臀部抬高，并在臀部垫2个垫子。

②产妇平躺，往产妇心脏的方向按摩，并向上推（见图5-28）。

③分2段式绑，从耻骨绑至肚脐，共绑12圈，前7圈重叠缠绕，每绕

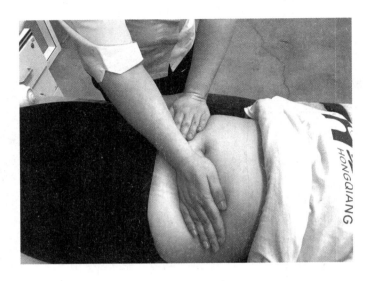

图 5 – 28　推腹

1 圈半要"斜折"一次（斜折即将腹带的正面转成反面，再继续绑下去，斜折的部位为臀部两侧），后 5 圈每圈往上挪 2 厘米，螺旋形往上绑，盖过肚脐后用安全别针固定并将带头塞入即可（见图 5 – 29）。

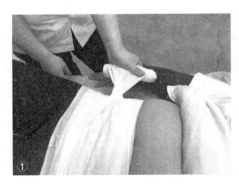
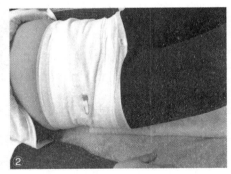

图 5 – 29　绑腹带

④拆下时需一边拆，一边卷回实心圆桶状备用。

3. 腹部运动

操作步骤：产妇躺在床尾，臀部以下留在床外，膝盖弯起，使大腿在腹部上方，双臂平放于身体两侧，手掌朝下放在臀下。然后，腹部用力，腿往前慢慢伸直，使身体成一条直线，然后再将膝盖弯曲，大腿收至腹部上方。

运动效果：能够有效锻炼腹部肌肉。

注意事项：运动时，背部、肩膀和手臂都要放松，腹部用力。腿伸直时，脚尖朝上。以6~8个为一组，休息后可以再重复做一组，等体力适应后，以做3~5组为宜。

第四节　上、下肢恢复

很多女性产后易患关节炎症，尤其是指关节，表现出不同程度的四肢关节疼痛和手腕部僵硬症状，手腕部僵硬容易使手部皮肤干燥、指尖发麻、生冻疮，长期僵硬还容易导致指关节变形。手腕及手部的梳理可以帮助产妇缓解手部不适，长期坚持还能改善指形和手部的触感。

一、上、下肢特定穴位

1. 人体上肢穴位

分布于人体上肢部的穴位有内关穴、外关穴、曲池穴、尺泽穴、孔最穴、列缺穴、阳池穴、神门穴、合谷穴、中渚穴、少冲穴、落枕穴、指间穴、太渊穴、口内穴、胃肠穴、手三里穴。

2. 人体下肢穴位

分布于人体下肢部的穴位有膝眼穴、梁丘穴、复溜穴、阴谷穴、血海穴、承山穴、解溪穴、委中穴、足三里穴、阳陵泉穴、阴陵泉穴、三阴交穴、百里穴。

二、手腕的梳理手法

用双手拇指揉按产妇手腕部依次至大拇指、食指、中指、无名指、小拇指，反复3次。左右手轮换按，各反复3次。引导产妇两手交叉活动手腕（见图5-30）。

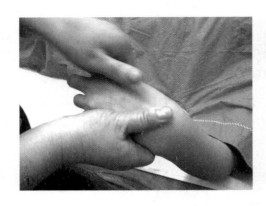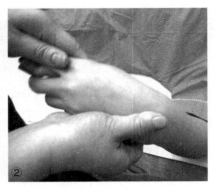

图 5 - 30　手腕梳理

三、上肢按摩方法

（1）产妇坐在椅子上，全身放松。

（2）操作者站在一侧，用拿法放松产妇上肢部紧张的肌肉。

（3）用两手拇指交替点按产妇双上肢的肘髎、曲池、手三里、小海、合谷等穴位，每穴点按半分钟。

（4）用搓法帮产妇放松上肢，并以抖法结束。

四、下肢按摩方法

（1）产妇俯卧，操作者站于一侧，用滚法和揉法放松下肢后侧紧张的肌肉，自上而下，以 3 分钟为宜。

（2）产妇仰卧，操作者用拿法和揉法自上而下放松下肢前侧的肌肉，以 3 分钟为宜。

（3）点按产妇两侧足三里、阳陵泉、三阴交等穴位，每个穴位以半分钟为宜。

（4）用推法自上而下推下肢部肌肉，以 1 分钟为宜。

（5）用拍法拍打下肢部肌肉，以 10 次为宜。

第五节　盆底恢复

女性在怀孕时，随着胎儿增大和子宫重量增加，骨盆底部长期压迫，容易造成肌纤维变形，肌张力减退。妊娠时，产道扩张，造成骨盆不稳定、关节脱位、产道损伤、会阴侧切等，盆底肌肉和筋膜因过度伸展弹性降低，因此产后女性的盆底肌肉不可避免地会受到损伤。

盆底肌肉损伤早期表现为阴道松弛、性生活不满意、小腹坠胀、尿频、便秘等症状。如果盆底肌肉没有及时康复，将逐渐发展为尿失禁（咳嗽、喷嚏、大笑或提重物时漏尿）、子宫脱垂等。尽早进行盆底肌肉功能检测及康复训练，唤醒盆底的神经及肌肉，使阴道恢复到产前弹性及敏感状态，有利于预防、治疗盆底障碍性疾病的发生。

一、产后盆底恢复特定穴位

1. 尿失禁对应治疗穴位

产后尿失禁症状对应的治疗穴位有气海、关元、中极、三阴交、足三里、阴陵泉、维道、脾腧、肾腧、命门、腰阳关、归来、照海、曲泉。

2. 尿潴留对应治疗穴位

产后尿潴留症状对应的治疗穴位有关元、脾腧、肾腧、气海、三阴交、足三里、阴陵泉、中极、膀胱腧。

3. 阴道松弛对应治疗穴位

产后阴道松弛症状对应的治疗穴位有八髎、带脉、关元、天枢、神阙、气海、中极、足三里。

在上述部位做艾灸或者对穴位进行按摩可有效改善盆底肌肉状况。每日或者隔日 1 次，每次 10 ~ 20 分钟即可。

二、盆底肌按摩方法

（1）腰骶部顺时针打圈按摩 49 圈。

（2）腰骶部逆时针打圈按摩 49 圈。

（3）环腰部安抚 3 分钟。

（4）点按腰部八髎穴各 1 分钟。

（5）用拇指由下往上按摩尾椎骨 3 分钟。

（6）在尾椎骨处由上往下打八字 3 分钟。

（7）提拉腰部及尾椎部 3 分钟。

三、产后骨盆恢复运动

1. 紧张运动

姿势：产妇仰卧，双手平放在身体两侧，双腿曲起，腰部紧贴床面。

方法：运动时同时做 3 个动作，即用嘴吸气、用力收腹、臀部肌肉收紧，保持 2 秒后放松，再用鼻子呼气。重复 10 次。

骨盆腔底部肌肉训练开始得越早越好，在身体状况允许的前提下，自然生产的产妇第 3 天就可以开始进行锻炼了。

2. 压缩运动

产妇取坐姿或躺姿，施术者引导产妇从背部往上推盆底肌肉至身体正面，保持肌肉收缩 5 秒，接着恢复原状，重复 6 次。

在收缩骨盆肌肉的时候，不用屏住呼吸，但要注意收缩肌肉的力量，而不仅仅追求次数。

3. 提肛运动

产妇取仰卧位，双脚伸直，脚尖并拢。施术者引导产妇按如下步骤操作：

先做屈伸足趾动作，然后以踝部为轴心，分别向内、向外活动两脚，然后做提肛运动，使肛门交替收紧、放松；

在收缩骨盆肌肉的时候，不用屏住呼吸，要注意收缩肌肉的力量，而不仅仅追求次数。

第六节　乳房常见问题及护理

一、乳头皲裂

乳头皲裂是指乳头及乳晕出现不同程度的伤口。乳头皲裂后，宝宝再吸奶时产妇会有疼痛感，甚至会出血。产妇由于疼痛而影响授乳，会影响乳汁的分泌，还可能导致细菌侵入，乳汁淤积，以致引起乳腺炎。

1. 症状

皲裂严重的乳头会有裂口，甚至出血；症状较轻的会发红，并且触碰时疼痛感明显，婴儿吸吮时也会疼痛。

2. 出血原因

（1）哺乳方法不当。有些产妇担心喂奶时乳房会堵住婴儿的鼻孔，没有把乳头和大部分乳晕放入婴儿口中，只让婴儿吸乳头，致使乳头受力过大、皲裂。

（2）乳汁分泌过多。有些产妇因乳汁分泌过多，乳头皮肤长期浸渍，亦可能引起乳头溃烂。

3. 护理措施

（1）采取正确的授乳方式。授乳时，不能只让宝宝含住乳头，而是应该同时将一部分乳晕放入婴儿口中，以减少对乳头的吮吸力度。

（2）哺乳前按摩乳房。按摩的同时，挤出少量乳汁使乳晕变软。按摩时需注意乳头的清洁卫生，以免感染。可以在局部涂抹鱼肝油。

（3）先从疼痛较轻的一侧哺乳。哺乳时应先从疼痛较轻的一侧乳房开始，以减轻对患侧乳房的吮吸力，以防患侧乳头皮肤受力过大、皲裂加剧。

（4）用乳汁滋润乳头。在哺乳时，挤出少量乳汁涂在乳头和乳晕上。将乳头暴露在外，保持干燥，以靠近窗户能接受阳光照射最好，这样有利于乳头皮肤的愈合。

（5）暂停哺乳。如乳头皲裂加重，可暂时停止哺乳24小时，但需要将乳汁挤出，用小杯或小匙喂养婴儿。

（6）应注意乳房护理，勤换内衣，保持乳头干燥，减少营养汤的摄入。

二、乳头感染

产妇产后若不注意乳房卫生，也会出现乳头感染的问题。

1. 症状

（1）乳头出现小白点。乳头上的小白点多是由于乳头皲裂导致的乳头溃疡，一般情况下表现为乳房没出现乳汁淤积，产妇仍觉得乳头疼痛难忍。

（2）乳头小白泡。乳头小白泡是指乳孔被近似透明的膜封住，乳汁不能顺利排出，乳腺管里有乳汁淤积，婴儿吮吸时产妇会觉得乳头甚至整个乳房疼痛难忍。

2. 原因

（1）检查乳房有无肿胀、乳头有无破裂或是否被念珠菌感染。

（2）检查婴儿是否存在念珠菌病及舌系带。

3. 护理措施

（1）通过采取频繁喂养或挤奶的方式减轻乳房胀痛。

（2）乳头和乳晕的皮肤发红、发亮或脱皮并伴痛痒时，应考虑有无念珠菌感染。

三、乳腺管阻塞

有些产妇产后会出现乳腺管堵塞的情况，产后护理人员应能分辨原因，并给予正确的指导和护理。

1. 症状

乳房有肿胀感，甚至疼痛感，婴儿也吮吸不出很多奶水，这是乳腺管堵塞的典型表现。

2. 原因

（1）排乳不畅。由于无效吸吮、衣服太紧、夜间戴乳罩、侧卧压乳房、哺乳时产妇手指压住乳腺管导致乳汁淤积，乳房充满乳汁并下垂时，乳汁不易流出。

（2）紧张、过度劳累以及减少哺乳次数和持续时间。

（3）乳房受损，如乳头皲裂、细菌感染等。

3. 护理措施

（1）纠正婴儿不良含接姿势，按需哺乳；避免穿紧身衣服，夜间应脱去乳罩并避免压到乳房；悬垂乳哺乳时应托起乳房，避免手指挤压，并轻轻按摩乳房；两次哺乳期间适当热敷乳房。

（2）乳房受损时，先喂健侧，通过喂健侧引起射乳反射后再换患侧的乳房；每次哺乳采取适当体位，有利于乳汁排出；哺乳困难的，也需要及时排空乳房。遇有下列情况之一的需及时就医：乳腺管阻塞严重、乳头破裂、采取护理措施后 24 小时内症状无改善。

四、乳腺肿块

1. 症状

乳腺肿块表现为乳房出现肿块，肿块移动度好，表面光滑，皮色不变，按之胀痛，皮肤不热或微热，与肿块相应的乳孔无乳汁排出。

2. 原因

乳汁淤积是因乳汁分泌过多而没有及时排空，或在乳腺管还不畅通时就大补引起的，常发生在产后 3 ~ 7 天或乳房受压、生气后。如不及时处理，容易发生急性乳腺炎。

3. 护理措施

（1）按摩手法：指揉法、指梳法、点按法。

（2）按摩穴位有：天池、膻中、神封、膺窗、乳中、乳根。

（3）按摩注意事项：注意方位、力度、顺序、次数等，酌情用热凝胶或者冷凝胶护理乳房。

（4）按摩方法和步骤：

①推抚法：产妇取坐位或侧卧位，充分暴露胸部。施术者先在手上涂抹按摩精油，然后双手全掌由乳房四周沿乳腺管轻轻向乳头方向推抚50～100次（见图5-31）。

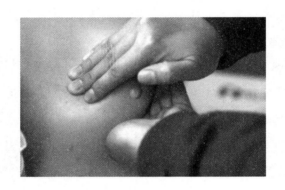

图5-31　推抚乳房

②揉压法：一手固定乳房，另一手以小鱼际或大鱼际着力于患部，在红肿胀痛处施以轻揉手法，有硬块的地方由轻到重顺时针反复揉压数次，直至肿块柔软为止。

③揉、捏、拿法：以右手五指着力，抓起患侧乳房部，施以揉捏手法，一抓一松，反复施术10～15次。左手轻轻将乳头揪动数次，以扩张乳头部的输乳管。

④振荡法：以右手小鱼际部着力，从乳房肿结处，沿乳根向乳头方向做高速振荡推赶，反复3～5遍。局部有微热感时，效果更佳。继续在乳头外侧至乳头处施以指揉、指摩、指梳、指抹等法，直至肿块消失、淤乳排出。

五、急性乳腺炎

哺乳期产妇乳汁较多，疏通不畅容易导致乳汁瘀滞。加上喂养宝宝时乳头容易损伤，致使细菌感染引发乳腺炎。乳腺炎是产妇哺乳过程中最容易发生的疾病。从临床观察上来看，一般在产后 1 个月、3 个月、6 个月、9 个月、12 个月最易患乳腺炎。

1. 症状

（1）初期主要表现为乳房胀痛，局部皮肤温度高、压痛，出现边界不清的硬结，有触痛。

（2）继而表现为局部皮肤红、肿、热、痛，出现较明显的硬结，触痛增加，同时患病产妇会出现寒战、高热、头痛、无力、脉快等全身虚弱症状。此时腋下可出现肿大的淋巴结，有触痛，白细胞数量升高，严重时可合并败血症。

（3）病情进一步加重时，形成脓肿。局部组织坏死、液化，大小不等的感染灶相互融合形成脓肿。浅表的脓肿易被发现，而较深的脓肿波动感不明显，不易被发现。

2. 按摩穴位及方法

（1）按揉膻中穴

位置：膻中穴在胸部正中线上，两乳头连线与胸骨中线的交点。

按摩方法：产妇取坐位或仰卧位，施术者以大鱼际、掌根或拇指贴于穴位，逆时针方向揉 30～40 次，再顺时针方向揉 30～40 次，以产妇胸部有胀麻感为佳。

（2）按揉乳根穴

位置：乳根穴在乳头直下、乳房根部，左右乳房各有一穴。

按摩方法：产妇取坐位或仰卧位，施术者拇指指腹紧按乳根穴，边揉边按，使局部明显有酸胀感，胸胁部、乳房有舒适感，持续 2～5 分钟。

（3）点按期门穴

位置：期门穴在乳头直下，第6肋间隙中（乳头平第4肋即是）。

按摩方法：产妇取坐位或仰卧位，施术者中指指腹按于期门穴，顺时针方向按揉2分钟，用力宜适中，以产妇局部有酸胀感和轻度温热感为宜。

（4）拿捏肩井穴

位置：肩井穴在肩上，大椎穴与肩峰连线的中点。

按摩方法：产妇端坐，施术者两手拇指、食指和中指分别按产妇两侧肩井穴，用掌力和指力由轻而重地边拿边提起肌肉，同时按揉肩井穴。拿捏次数和时间以肩、颈肌肉放松为度，大约2分钟。

（5）掐揉合谷穴

位置：合谷穴在手背部，第1、第2掌骨间，第2掌骨桡侧中点。

按摩方法：引导产妇用一只手拇指按于对侧合谷穴处，由轻到重掐揉10～20次，左右手交替进行，以局部有酸胀感为佳。

（6）按揉足三里穴

位置：足三里穴在犊鼻穴下3寸，胫骨前嵴外1横指处。

按摩方法：用双手拇指按于产妇两侧足三里穴，其余四指附于小腿后侧，向外按揉20～40次，以产妇感到局部酸胀为佳。

六、乳房的按摩保养

女性怀孕后，乳房也会随之发生变化，为生产后的授乳做准备。有些女性害怕哺乳会导致乳房变形，所以拒绝哺喂宝宝。合理的喂养不但不会使乳房变形，对于母婴双方来说也是大有裨益的。理想的乳房应该是丰满、匀称、柔韧而富有弹性的，这可以通过胸部按摩手法来保养。

1. 常见穴位

（1）膻中穴：位于两乳头连线交叉点，正对胸骨的位置。

（2）乳根穴：位于乳头直下方，乳房的根部，左右各一。

（3）天溪穴：位于乳头连线的外延长线上，两手心向上，虎口张开，以四指托乳房，拇指正对着乳房外侧 2 寸处（第 4、第 5 肋间即是）。

2. 具体手法

（1）引导产妇以大拇指为一边，另外四指合拢为一边，虎口张开，从两乳外侧往中央推，以防乳房外扩，每侧 30 下。

（2）引导产妇左手从外侧将左乳推向身体内侧，同时用右手从左乳下方往上推。重复 30 次以后，换另一侧乳房。

（3）引导产妇五指稍分开，罩住乳房，腰部略弯，从乳房根部向乳头方向提拉。重复 20 次。

（4）产妇身体站直后，举起右手，向上伸直，右脚则向下伸展；持续 5 秒之后，换伸展左手左脚，身体尽量站直。左右各伸展 5 次。

思考与练习 >>>

　　1. 产后头面部恢复的操作手法有哪些？

　　2. 产后盆底恢复的特定穴位有哪些？

　　3. 产后乳房常见问题是什么？

第六章

产后护肤与瘦身

本章学习目标

1. 了解产后常见的皮肤问题。

2. 了解全身瘦身穴位的分布。

3. 掌握产后塑身运动的方法。

第一节　皮肤常见问题与护理

一、黄褐斑

黄褐斑的产生多因为产妇产后肝、脾、肾功能以及情志失调，气血运行不畅，气滞血瘀、气血不能上荣于面，面部肌肤失养而致。

施灸穴位：关元、肾腧、命门。艾灸时，应按照先阳后阴、先上后下的次序进行，具体配穴根据不同产妇的体质、病因、病机加减。

调理时间：60分钟。其中，面部护理（参见第五章第一节）20分钟，艾灸40分钟。

调理功效：疏肝理气、调理气血、活血化瘀、滋阴补肾，可以达到濡养面部的目的。

二、面色枯黄

面色枯黄的原因既有心理方面的，也有病理方面的。如果一个人长期抑郁，睡眠不足，营养不良，会因代谢功能下降、能量供给不足而表现为脸色发黄、形体消瘦。

施灸穴位：足三里、血海、膈腧、脾腧、肾腧。艾灸时，应按照先阳后阴、先上后下的次序进行，具体配穴根据不同产妇的体质、病因、病机加减。

调理时间：60分钟。其中，面部护理（参见第五章第一节）20分钟，艾灸40分钟。

调理功效：补中益气、调畅气机、护肝养血、健脾和胃，可以达到恢复脏腑功能，令皮肤自然色泽光亮的效果。

三、眼袋、黑眼圈

产妇产后多睡眠不足，此时应注意休息，否则会引起肾亏损，肾气不足，血液循环不畅，容易形成眼袋、黑眼圈。

施灸穴位：脾腧、足三里、三阴交。艾灸时，应按照先阳后阴、先上后下的次序进行，具体配穴根据不同产妇的体质、病因、病机加减。

调理时间：60分钟。其中，面部护理（参见第五章第一节）20分钟，艾灸40分钟。

调理功效：养肝护肾、养肝调血、通经疏瘀、固本培元，从而达到面部红润有光泽的效果。

四、皮肤衰老

皮肤衰老表现为精神不振、脸色苍白晦暗、皮肤弹性不足、皱纹增多等。

施灸穴位：丝竹空、童子髎、太阳、中脘、下脘、中极、脾腧、足三里、三阴交。艾灸时，应按照先阳后阴、先上后下的次序进行，具体配穴根据不同产妇的体质、病因、病机加减。

调理时间：60 分钟。其中，面部护理（参见第五章第一节）20 分钟，艾灸 40 分钟。

调理功效：疏肝理气、活血化瘀、调理深层经脉紊乱、改善肌肤的微循环、补血、益气，使皮肤白皙、细腻、红润、有弹性。

第二节　科学瘦身

有些女性孕前身材苗条，产后却开始发胖，这主要是由于产后进食大量高热量、高脂肪、高蛋白的食物又缺乏必要的锻炼，以及母乳喂养、妊娠分娩引起下丘脑功能紊乱，导致脂肪代谢失去平衡而造成的。中医认为，产后肥胖的原因是脏腑功能失调、肝郁气滞、脾虚失运。

一、合理膳食

无论是孕期还是产后，科学合理的膳食都是至关重要的。孕、产期的饮食原则是平衡膳食、避免高脂。在保证摄取足够营养、满足母婴需求的前提下，避免营养过剩。分娩之后，我国的传统是要"坐月子"，在此期间，因为体力活动量小，进食过多的动物性食物容易引发肥胖，应多补充富含钙、铁、蛋白质和维生素的牛奶、鸡蛋、豆腐、杂粮、新鲜水果、蔬菜等食物，多喝汤水，以满足身体的营养和能量需要，尽量少吃甜食、油炸食品和肥肉等。

母乳喂养可以促进产妇的新陈代谢和营养循环，还可以将体内多余营养成分运送出来，以减少皮下脂肪蓄积，预防生育性肥胖。每天泌乳 850 毫升，可以消耗 800 千卡的热量。可见，哺乳可以消耗大量脂肪和蛋白质，有助于形体的恢复。理想体重（单位：千克）的计算方法为：

$$[身高（厘米）-70]×0.6$$

误区一：不吃早餐。有人认为不吃早餐可以减少热量的摄入，从而达到减肥的目的，殊不知不吃早餐对人体伤害极大，无益于健康。

误区二：长期使用固定食谱。这样做固然减少了食物摄入，但难以保证身体的全面营养需求。

误区三：高纤维食品摄入较少。饮食过于精细，如食用精工制作的麦类面包，也会导致身体获得的营养不全面。

误区四：烦躁和饥饿。心情不好导致肠胃不适，误认为想吃东西。

误区五：缺钙饮食。为追求瘦身，忽视钙质的摄入，容易患骨质疏松症。

误区六：以保健药品代替天然食品。一味服用营养品、维生素类保健药品，忽视日常饮食。

误区七：认为鸡肉比牛肉脂肪含量低。去皮的鸡汤为低脂肪食物，但鸡翅中的胆固醇含量很高。

二、艾灸瘦身

女性产后血气均亏，阳虚体质偏多。艾草为纯阳之草，适合女性用于产后身体的调理。

1. 脾虚湿盛型

脾虚湿盛型肥胖表现为饮食不多、形体肥胖、肌肉组织松弛、嗜睡倦怠、少气懒言、动则汗出、大便溏薄。

表6-1　脾虚湿盛型体质艾灸法

灸法	选穴位	灸治时间/次数	疗程	材料	主治
艾条悬起灸	天枢、上巨虚、三阴交、曲池、足三里、脾腧、阴陵泉、丰隆、中脘、关元	25～30分钟，隔日灸一次	1月，间隔3～5天	艾条若干	脾虚湿盛
艾炷隔姜灸	天枢、上巨虚、三阴交、曲池、足三里、脾腧、阴陵泉、丰隆、中脘、关元	5～7壮，每日或隔日一次	1月，间隔3～5天	艾炷若干、姜片若干	脾虚湿盛

2. 胃强脾弱型

胃强脾弱型肥胖体质表现为饮食倍增、形体肥胖、肌肉组织结实、胸脘痞闷、口渴口臭、便秘溲赤。

表6-2　胃强脾弱型体质艾灸法

灸法	选穴位	灸治时间/次数	疗程	材料	主治
艾炷隔姜灸	三焦腧、阳池、大椎、命门、三阴交、地机	5～6壮，每日一次	1月	艾炷若干，姜片若干	胃强脾弱
艾炷隔蒜灸	三焦腧、阳池、大椎、命门、三阴交、地机	5～6壮，每日一次	1月	艾炷若干，蒜片若干	胃强脾弱

三、全身瘦身穴

表6-3　全身瘦身穴位及效果

瘦身部位	穴位名	位置	点按效果
全身	合谷	拇指与食指界凹陷处，多从手背方向取穴	促进全身血液循环，提神醒脑，改善头晕、头痛等症状
	百会	左右两耳洞向上，在头部连线的顶点	预防过量饮食、便秘，安定精神
	颊车	沿脸部下颚轮廓上行的凹陷处	有效消除因摄取过多的糖分所造成的肥胖
	地仓	嘴角旁约0.5厘米处	降低胃温、抑制食欲

续表

瘦身部位	穴位名	位置	点按效果
脸部	四白	眼睛正中央往下延伸，与鼻梁正中央往旁延伸的交叉点的凹陷处	消除脂肪，促进血液循环，改善近视
	迎香	鼻翼两侧	消除浮肿，改善鼻炎、流鼻水、鼻塞等症状
	承浆	嘴唇中间往下延伸，下巴正中央凹陷处	改善脸部浮肿，防止牙龈肿胀发炎
	太阳	眼尾与眉毛中间，往后2寸的凹陷处	消除脂肪，改善浮肿，减缓头痛
	颊车（牙关）	脸颊咬牙时会隆起处，放松时凹陷处	消除双下巴脂肪，改善浮肿，减缓颈部和牙齿疼痛
手臂	曲池	弯曲手肘，肘纹外侧凹陷处	促进局部脂肪分解，帮助淋巴液和血液循环
	外关	前臂上，手腕往上2寸（约3指宽）凹陷处	促进水分代谢、消除浮肿
	肱中	上臂内侧，腋下和手肘中间凹陷处	消除上臂赘肉
	尺泽	手肘朝上稍微弯曲，中央凹陷处的大筋外侧	消除手臂脂肪
腰/小腹	天枢	肚脐两侧2寸（约3指宽）处	促进腹部代谢，帮助消化，进而帮助小腹平坦
	水分	肚脐正上方1寸（拇指关节宽度）处	排出多余水分，改善水肿
	气海（丹田）	肚脐正下方1.5寸（约食指和中指合并的指幅宽度）处	帮助消化，改善腹部肿胀，预防小腹突出
	关元	肚脐正下方3寸（约4指宽）处	降低食欲，促进消化

瘦身部位	穴位名	位置	点按效果
腰/小腹	肾腧	背部正对肚脐后方,腰椎两侧1.5寸(约2指宽)处	美化腰部曲线
	三阴交	脚踝内侧,上方3寸(约四指并拢的宽度)处	帮助消化,促进血液循环,消除水肿,改善生理痛
臀/大腿/小腿	环跳	两侧臀部正中央	提臀、预防臀部下垂
	承扶	两侧臀部横纹正中央下方	预防臀部下垂、刺激臀部肌肉收缩、瘦大腿
	殷门	大腿后侧,承扶穴往下6寸处	消除赘肉,美化大腿曲线
	委中	膝盖后方正中央的膝窝处	改善大腿、小腿肿胀,促进血液循环,美化腿部线条
	承筋	小腿后方(小腿肚)最突起处	消除小腿肿胀,美化小腿线条
	血海	膝盖后方(膝窝)往上约3指的凹陷处	消除水肿,美化大腿、小腿曲线
	承山	用脚尖站立,小腿肚肌肉隆起正下方的凹陷处	消除水肿,排除体内的废物,美化小腿曲线,减缓腿部疼痛
	足三里	膝盖外侧凹洞,往下3寸(约四指并拢的宽度),靠近小腿骨外侧的凹陷处	治疗消化系统疾病,促进血液循环,改善赘肉问题

点
穴
瘦
身
法

　　方法一：用食指按人中穴，10 秒内迅速按 30 下，可减轻胃部饥饿感。

　　方法二：用食指与中指的前端按压手腕内侧，然后沿着拇指下方慢慢按压到小指，可以暂时压制食欲。

　　方法三：用食指和中指的指尖按压胸部肋骨和肚脐的中心点，10 秒内按压 30 下，可使胃部产生饱胀感。

　　方法四：紧张或压力大时，将两手掌心相对互压，从食指下方一直压到肘关节部位，可消除紧张情绪，减缓压力。

第三节　恢复保健操

　　产妇的盆底部位、肛门、阴道、腹部、臀部肌肉产后容易松弛，可在第一时间内进行针对性的锻炼。初期可在床上进行产后恢复锻炼，如果曾接受剖宫产手术，可以选择盆底肌的运动以及脚踩踏板运动。产妇每天做恢复保健操，坚持 3~6 个月，体形可基本恢复正常。产后恢复运动可以帮助产妇进行骨盆韧带恢复、腹部和骨盆肌肉群的功能恢复，使产妇及早恢复体形，树立信心。

一、产后运动计划

1. 产后第一天

脚踝运动：平躺，后脚跟贴床，伸长脚尖，两脚底对碰，弯起两脚底。

呼吸运动：平躺，全身放松，膝盖弯曲，用腹肌力量从鼻子深呼吸，用口缓缓吐气。

手指运动：伸直手臂，握拳，然后把手尽量张开。一日可做 10 次。

会阴收缩运动：可以从产后第一天开始做。仰卧或侧卧，吸气，紧缩阴道周围及肛门口肌肉，闭气，持续 1 ~ 3 秒再慢慢放松吐气，重复 5 次。

2. 产后第二天

腹直肌分离矫正：同呼吸运动，吐气时将头抬高，但不可抬肩，同时用交握的双手将腹直肌向中线推挤，吸气时恢复原姿势，并放松腹部，不能把肩抬高。

膝胸卧式：仰卧，两手平放肩侧，以两手、小臂和双膝支托身体重量，将臀部翘起，离开床面，身体后移，仅胸部和双膝着床，保持 10 秒，然后身体重心前移恢复平卧。

3. 产后第三天

骨盆摇摆：平躺，稍稍弓起背部，使骨盆腔向上悬起并左右摇摆。这项运动可矫正脊柱前弯及下背痛。

颈部运动：平躺，四肢伸直，头向前屈，使下额贴近胸部，再将头慢慢放下。

手臂运动：坐在床上双臂交替上举，下落。这项运动主要为刺激胸肌使乳汁流淌通畅，同时，上半身的肌肉也得到恢复。

4. 产后第四天

胸部运动：平躺，身体及腿伸直，慢慢吸气，扩大胸部，收下腹肌，背部紧压床面，保持一会儿，然后放松，重复 5 ~ 10 次。每天坚持可以帮助胸部肌肉收缩，预防乳房下垂。

5. 产后第五天

腿部运动：平躺，轮流抬高双腿与身体成直角，待产后体力稍恢复时，可同时抬起双腿，重复 5 ~ 10 次。每天坚持能够帮助腿部及会阴部肌肉收缩。

6. 产后第七天

乳房运动：两臂左右平伸，然后上举至两掌相遇，保持手臂伸直，停止数秒后，再回到左右平伸重新开始，每日 10 次。可以帮助乳部肌肉收缩并防止乳房下垂。

凯格尔运动：平躺，身体放松，专注于提肛收会阴的动作。特别要注意的是双腿、双臀、腹肌不能用力；体会骨盆底肌的收缩动作，将收缩的动作专注在会阴部，持续重复一缩一放的动作。每天做骨盆底肌运动 1～2 次，每次 10 分钟。当练习持续 6～8 周时，会阴部的肌肉群会得到明显改善。熟练之后，这项运动可以随时随地进行，坐着、站着或是躺着都可以。

7. 产后第十天

臀部运动：平躺，双腿屈起，臀部慢慢向上抬起离开床面，以脚跟及肩部支持片刻，然后慢慢放下还原，重复 10 次。这项运动能够帮助臀部肌肉收缩。

8. 产后第十二天

阴道骨盆底收缩：平躺，双手放平，双膝弯曲至与床成直角，且双腿微微分开，臀部抬高，离开床面，以肩膀、脚跟支撑身体重量，双膝靠拢，同时收缩阴道骨盆底，保持 1～2 分钟。这项运动能促进子宫复旧、骨盆底肌肉收缩，帮助尿道口、阴道口肌肉恢复弹性，可预防子宫异位、脱垂、后屈等情形，同时，还可以减少会阴部瘀血及不适。每日可重复多次。

9. 产后第十五天

臀部运动：平躺，右膝屈起，使足部尽量贴近臀部，然后再伸直放回原位，左右两腿交替动作。每月做 10 次即可。这项运动可以帮助臀部肌肉收缩。

腹部运动：平躺，两手交叉于胸前，慢慢坐起，同时保持双腿并拢，待体力完全恢复后，双手可放置在头后再坐起，似仰卧起坐的动作，重复数次，每日 2 次。这项运动能够帮助腹部肌肉收缩。

二、产后康复操

运动不但促进心肺功能，改善肌肉的弹性和紧张度，更可提高身体的基础代谢率，协助体内消耗多余的热量及脂肪。产前有运动习惯者，产后稍休养便可继续运动；如果平常没有运动习惯，建议先从较静态的柔软操或是走路运动开始，以免身体负荷不了，产生不良反应。

全身肌肉的运动会使全身十二正经和奇经八脉活跃起来，同时全身气血运行迅速加强，表现在心跳、呼吸加快、血压上升、体温上升等，从而调整四肢百骸、五脏六腑的功能。因此，体育运动是一种动态的全身经络锻炼。

1. 仰卧抬臀

屈膝仰卧，两腿外展，两脚掌相对，向上抬臀，收缩骨盆底肌。以 10 次为一组。

2. 弓背挺胸

跪立，两手撑地，收腹弓背，低头收缩骨盆底肌，再抬头挺胸塌腰，反复做 10 次。

3. 跪坐直起

跪坐脚跟上，跪立，收缩臀肌和骨盆底肌，然后再坐下，反复 10 次。

4. 腰部环绕

两腿分开站立，上体在双手的带动下分别向顺时针和逆时针方向做环绕运动，幅度越大越好。

5. 直立踢腿

叉腰，两腿分别向前、向侧、向后踢腿，反复 10 次。

以上动作，产后 30 天左右就可以试着练习，动作可由少到多，幅度由小到大，视产妇体力情况而定，原则是以不感到疲惫为度。运动时要排空膀胱，饭前饭后 1 小时内不宜做操。地点要选择硬板床或木地板，注意保持室内空气流通。产妇要穿宽松或弹性好的衣裤，运动后需要及时补充水分。

三、产后瘦身操

科学瘦身需拟订瘦身计划，分部位锻炼，减重的速度不宜过快，体重下降以每个月不超过 2 千克为佳，每周运动 3～4 次，每次持续 30 分钟。体虚、发热的产妇，血压持续升高的产妇，有较严重心、肝、肺、肾疾病的产妇，贫血及有其他产后并发症的产妇，实施剖宫产手术的产妇，会阴严重撕裂以及产褥感染的产妇产后不适合太早进行剧烈运动，应遵医嘱。

1. 瘦手臂

（1）手臂向两侧平举。

（2）依顺时针、逆时针方向各转 10 次。

2. 瘦腰

（1）侧躺、单腿平直侧向抬高。

（2）放下腿，但不可着地。如此重复 10 次，再换另侧腿做。

3. 瘦腹部

（1）俯卧位，做上半身俯地挺身。

（2）手掌放于枕上，双手臂与肩同宽，起身时吐气。如此重复 10 次。

（3）双手撑在地板上，两膝尽量靠近鼻子。

（4）双腿往斜上方 45 度伸展，静止 7 秒后还原。

4. 提臀

（1）双手扶椅背，左腿伸直，向后方抬 2 秒后放下。换右腿，轮流做 10 次。

（2）双手扶着椅背，左腿向后弯曲，尽量向上抬起约 2 秒后放下。换右腿，轮流做 10 次。

5. 瘦大腿

（1）膝盖跪地，手臂伸直并保持与双腿平行。

（2）左腿向后上方弯曲抬高，并用力踢出，停留 3 秒后还原。换右腿，轮流做10次。

6. 瘦小腿

（1）俯卧，上身抬起，两脚张开，左脚脚跟向上，脚尖顶住地面。

（2）慢慢将左脚向上抬高、放下。换右脚，轮流做10次。

思考与练习 >>>

1. 产后皮肤衰老应怎样调理？

2. 产后瘦腹运动有哪些？

3. 产后饮食瘦身的误区是什么？

第七章

产后月子病的特殊护理

1. 熟知产后痛症的类型和调理方法。

2. 了解产后常见病的原因。

3. 掌握恶露不止、子宫恢复、卵巢保养、尿潴留的护理措施和实操手法。

女性产后毛孔张开，如果吹风受凉感冒，身体受到虚寒产生寒症很容易引发月子病。另外，妊娠后期，随着胎儿逐渐变大，孕妇的腹部逐渐向前突出，重心前移，腰部肌肉张力增加。产后重心又恢复到孕前状态，但关节、韧带在一段时间内还处于松弛状态。如果产妇哺乳姿势不正确，或者长时间抱宝宝，都会增加腰部肌肉的负担。

第一节　产后痛症的经络调理

女性在孕期和产后的运动量相对减少，肌肉疲劳后产生的乳酸局部堆积，从而会产生疼痛的感觉，主要表现为产后偏头痛、手腕痛、腰痛、足跟痛、四肢疼痛、关节酸楚、腹痛、肩颈痛及膝盖痛。

一、偏头痛

1. 原因

产妇产后偏头痛的原因主要有三种：一是由于产妇分娩时大量失血，导致气血不足，血不养脑；二是在产褥期感染风寒，使得寒邪侵入头部；三是产后恶露不下，瘀血上冲，导致脑络受阻，血行不畅。

2. 症状

有些产妇在和宝宝玩耍时，会突然出现头晕、视力模糊、看到闪光或黑影，甚至出现短暂的肢体无力或感觉异常等症状，接着就会头痛。也有一些是没有任何预兆的偏头痛，疼痛的位置一般是单侧太阳穴，但也有一些产妇是前额、头顶或后脑等部位疼痛。

3. 预防措施

（1）家人尽可能地多照顾宝宝，以保证产妇的休息时间。

（2）产妇活动的环境温差不宜太大，最好不要洗蒸汽浴。

（3）适当做一些强度较小的运动，如散步等。

（4）做好每日计划，凡事不苛求自己做到完美，放松心情。

4. 调理方法

（1）用手从脑后发际往下拿捏到颈根，两手交替做 3～5 次。

（2）用手拿对侧肩井穴及肩周围，两手交替做 2～3 分钟。

（3）两手拇指交换按压颈后部风府穴至大椎穴 3～5 分钟。

（4）双手五指交叉，放于颈后部，同时头部做有节律的屈伸动作 5～8 次，并用头做"米"字运动，每日早晚各一次，每次 3～5 分钟。

二、手腕痛

1. 原因

女性在妊娠期间分泌的雌激素，会造成身体关节及韧带松弛，以适应妊娠期体重的增加。因此，有些产妇内侧腕管容易水肿并压迫手指的神经，引起手部的麻木甚至疼痛。有些顺产产妇由于产时双手用力不当也会发生产后腕管损伤，从而引发手腕疼痛。以上腕管病变在临床上又被称为"手腕狭窄性肌腱滑囊炎"，发生疼痛的位置是在大拇指近手腕的地方。

2. 症状

手腕疼痛的症状通常不是突然发生的，而是慢慢加重，严重时不但会妨碍手腕的运动，也会影响睡眠。手腕痛的产妇会觉得关节僵硬，痛感有时甚至会往上辐射到手臂，往下辐射到大拇指的末端。在做手掌抓握、大拇指跷起、手腕往小指侧边曲等动作时，疼痛常常会加剧。

3. 调理方法

（1）热敷。热敷可以在一定程度上缓解手腕痛症状，具体做法是用湿毛巾热敷腕部，以增加局部血液循环，消除炎症。每天 2～3 次，每次 20～30 分钟。

（2）按摩：

①用一只手轻柔地按摩另一侧腕关节 2～3 分钟。

②用拇指点按另一侧腕关节痛点，被点按侧关节做旋转运动 1～2 分钟。

③双手五指相互交叉做摇腕运动 2 分钟。

④用一只手拇指按压另一只手侧腕关节四周，按压 2～3 次后，换另一侧。

三、足跟痛

1. 原因

产妇产后发生的足底疼痛症状，医学上又称为足底筋膜炎，是一种比较常见的足痛症，俗称"跟痛症"。女性的足跟骨下方有一层脂肪组织，妊娠造成体重增加，在从事双足站立等负重活动时，过多的重量会增加其压力，而使其遭到破坏，从而引起足跟痛。

走路过多、长时间站立或者穿着后跟较浅的鞋，也会增加足部的负担。除此之外，有先天性足弓异常的女性，如高足弓或者低足弓的女性，较足弓正常的女性更容易患上足底筋膜炎。

2. 症状

（1）行走时足跟底疼痛，并有明显压痛点，严重的产妇站立甚至休息时也会有疼痛感。

（2）典型的疼痛常发生在清晨刚起床下地行走时，因为睡觉时双脚自然放松，足底筋膜变短并且松弛，而醒来后即刻行走，会使足底筋膜受到明显牵拉而引起疼痛。

（3）在足底近足跟处，通常可以按压到明显痛点，压痛有时较剧烈，且持续存在。

3. 预防

（1）怀孕及产后应避免穿高跟鞋，在工作活动时，尽量穿着运动鞋，同时可以使用足跟垫保护足跟。

（2）足痛时，应让患足得到充分休息，尽可能地减少足部活动，包括走路、爬楼梯等。

（3）怀孕期间应控制体重，体重增长过快会加重身体对足部的压力，以致足痛的发生。

4. 足跟痛的调理

（1）对于足弓特殊的产妇，建议使用足部支具或矫形鞋，以减轻足弓异常带来的压力。

（2）睡觉时，建议佩戴踝背伸支具固定患足，使小腿肌肉和足底筋膜轻度伸展，以避免足底筋膜挛缩，减轻晨起疼痛症状。

（3）口服消炎药物，阿司匹林、布洛芬等可以减轻疼痛和炎症，哺乳期服药应遵医嘱。

四、腰痛

1. 原因

产后出现的腰痛常与子宫收缩复原过程中引起的反射痛有关，除此之外，还有以下几个方面的原因。

（1）生理性韧带松弛。女性妊娠会导致连接骨盆的韧带松弛，不断增大的子宫压迫盆腔神经、血管引起腰痛。

（2）姿势不当。产后哺乳姿势不当，不正确的站、坐姿势以及束腰过紧等均可导致腰肌劳损而引起腰痛。

（3）子宫病变。如患子宫肌瘤、子宫颈癌、卵巢囊肿的产妇，会因肿瘤压迫神经或癌细胞浸润盆腔结缔组织而引发腰痛。

（4）盆腔病变。患有慢性子宫附件炎、盆腔炎、盆腔结缔组织炎的产妇，也会因炎症刺激而腰痛。

（5）内伤因素。生育、人工流产次数多及房事不节，均可因肾气受损而导致腰痛。

（6）外感因素。若产后遭湿寒侵袭、经络不通，导致血脉运行不畅，也会引发腰痛。

（7）生活因素。很多产妇产后活动较少，总是躺或坐在床上休养，加上体重增加，腰部肌肉的负荷重，容易因腰肌劳损而发生腰痛。

（8）生理性缺钙。女性在孕期和产期的钙输出量增加，如果钙补充不及时、不充分，流失严重，也容易引起腰痛。

2. 调理方法

（1）按摩。双手搓热，以两手掌面紧贴腰部脊柱两旁；直线往返摩擦腰部两侧，一上一下为 1 遍，连做 100 遍。每天摩擦腰部，具有行气活血、温经散热、壮腰益肾等作用。

（2）腰部运动。经常活动腰部，使腰肌得以舒展。产后 2 周开始，可以在保健医生的指导下做加强腰肌和腹肌的运动，增强腰椎的稳定性。

（3）适当热敷疼痛处或洗热水澡，促进血液循环，改善腰部不适感。

3. 预防措施

（1）注意劳逸结合，保持充分睡眠，经常更换卧床姿势。

（2）避免提过重的物体或将物体举得过高，产后不要过早跑步、走远路，避免经常弯腰或久站久蹲。

（3）平时注意腰部保暖，天气变化时及时添加衣物，避免腰部受凉。

（4）产后不要过早穿高跟鞋，以免增加脊柱压力，以穿软底布鞋为宜。

（6）注意控制体重，以免增加腰部负担。

（7）每天起床后做 2~3 分钟的腰部运动，平时多散步或骑车。

（8）保持心情愉快，紧张的情绪会使血中激素增多，促使腰椎间盘肿大而致腰痛。

（9）女性在孕期应注意合理进食，避免因体重增加造成腰部负担过大。

（10）产妇还应多吃牛奶、米糠、麸皮、胡萝卜等富含维生素 C、维生素 B 和维生素 D 的食物，增加素食比例，可以避免因骨质疏松而引起的腰痛。

第二节　产后恶露不止的护理

恶露是反映子宫恢复情况的晴雨表。产后每天观察恶露的排出量、色泽和气味变化，可及时了解子宫的复原情况。

正常的恶露有血腥味，但无臭味，排出量不超过月经量，有光泽，不污浊。倘若血性恶露量多，持续时间长，特别是超过 3 周的，可能是子宫恢复不良的表现。若恶露为鲜红色血液，应警惕胎盘残留的可能，需及时就诊。若恶露量多，且有腐臭味，色泽污浊，产妇子宫有压痛感，甚至还发热，可能是宫内感染的表现，应及时服用抗生素，控制感染。恶露的护理可参照下面的步骤进行：

（1）准备温开水或1∶5000的高锰酸钾液体备用。

（2）产妇尿、便排干净后，用卫生纸擦净阴部，用温水洗净外阴和肛门部位；再用消过毒的小夹子夹住浸过高锰酸钾液体的棉球，以外阴为中心，从前向后、从内向外清洁。

（3）如果外阴因撕裂有缝合，需涂消毒药物。清洁消毒后，应垫上消毒纱布，以免血液渗出，并用 T 字带固定。消毒纱布也可以用脱脂棉代替。

自然分娩的产妇，如果恢复情况良好，产后 24 小时便可下床。可在医生指导下喝一些红糖水活血化瘀，促进恶露流畅排出。如果恶露排出不畅，可在医生指导下服用一些生化汤。另外，产妇最好采取侧卧姿势睡眠，以免子宫向后倾斜，不利于恶露排净。

第三节　产后子宫护理

女性的子宫孕前只有拳头般大小（重量约为 50 克），随着胚胎的发育而不断变大（重量约为 1000 克）。当胎儿娩出后，子宫迅速瘪下去，需要一段时间才能恢复到孕前状况。在子宫恢复过程中，需通过强而有力的肌肉收缩动作，促进子宫恢复到原来的大小。子宫恢复不好会导致腹胀、身体疲劳、烦躁不安、肌肤粗糙、面黄无光、面部色斑等不良现象。为了加速子宫的收缩，顺产的产妇可借助按摩帮助子宫复原。

一、子宫环形按摩

产后 3 周内，需要对子宫做环形按摩。子宫环形按摩能帮助子宫复原及恶露排出，亦可预防因子宫收缩不良而引起的产后出血。

在按摩前，产妇需排空膀胱并平躺。找出子宫的位置，接着沿子宫顶端，做轻柔的环形按摩，直至子宫硬起如球状，即表示收缩状况良好。此时可暂作休息，待子宫变软时再继续按摩。

如果按摩后子宫仍很柔软，则表示子宫收缩不佳，应及时就诊。一般而言，产后护理人员会根据产妇的恶露量以及子宫收缩情形进行按摩，原则上 1~2 小时就要检查一下子宫收缩状况。产后 2~3 周，子宫收缩回盆腔，就不需要再按摩了。

二、子宫穴位按摩

产后 3 周可以开始对子宫进行穴位按摩，常取穴位为气海、关元、归来、维道、气冲、阴陵泉、三阴交、照海、太冲、百会。具体按摩实操手法如下：

（1）两手掌重叠轻抚子宫区。

（2）双手提拉腹股沟各 2 次。

（3）点穴并停留不少于 3 秒。

（4）用手掌轻抚肚脐下方。

（5）双手拇指由下至上从腹股沟抚出。

取穴点按、按摩，可以改善体内微循环及内分泌系统，调节气血，加速新陈代谢，清除残余恶露，有明显的收宫、清宫之效，可促进产妇精、气、神的恢复，改善皮肤状况。

三、子宫日常护理

产妇分娩后要第一时间让宝宝吸吮母乳，这样不仅有利于乳汁的分泌，还能有效刺激子宫收缩。子宫收缩的生理机制是当乳头受到刺激后，体内会产生子宫收缩素，所以通过物理方式刺激乳房是可以让子宫收缩的。

产妇分娩后，因为膀胱受压、黏膜充血、肌肉张力降低、会阴伤口疼痛等，加上不习惯于卧床排尿，而引发尿潴留，导致膀胱撑大，妨碍子宫收缩。因此，产妇产后应注意及时排尿。

利用空闲时间做缩肛运动，也可以促进子宫复原。具体做法为：每次提肛以后保持片刻，然后放松，每组 3 ~ 5 次。这一"肌肉收缩"的动作，能帮助子宫慢慢恢复到原来的大小。

另外，产妇要避免太过于操劳，注意腹部保暖，进行一些简单的产后运动。例如，腹式深呼吸以及产后 1 周躺在硬床上进行抬腿、提臀或膝胸卧式运动，都能帮助子宫和下腹有效收缩和复原。

第四节　产后卵巢保养

卵巢是女性性腺组织的一部分，与子宫紧密相连，女性的经、胞、带、产等生理活动均与卵巢功能相关。卵巢担负着体内多项激素的分泌与平衡功能，体内激素水平正常时，女性的各项生理活动正常，皮肤也会光洁、润泽。

女性在孕产期、经期、更年期等特殊生理阶段的体内激素水平变化及情绪等因素，均可能导致卵巢功能的紊乱。因此，女性应该重视对卵巢的保养。

卵巢保养的常见护理方式为各类手法按摩，常用的护理穴位有水分、神阙、气海、关元、中极、天枢、水道、归来。每周护理 1 次，7 次为一疗程。护理过程中可以配用纯天然植物精油，通过经络穴位按摩，使之渗透并作用于卵巢组织，进而促进卵巢激素的正常分泌。

一、卵巢保养按摩手法

表 7 – 1　卵巢保养按摩手法

按摩部位	操作手法	作用
脐周	顺时针放松 10 遍	消化代谢、排便
脐周	手大鱼际绕脐 3 遍	补气血
下脘、气海、关元、中极（旁开 2 寸）、归来	收腰至腹部沟淋巴	排毒
	推腹	排气
	双手搓热	暖宫

二、卵巢保养身体背面手法

以下动作各做 10 次，每个步骤做 3 遍，每个步骤的停留时间循序渐进为 1 分钟、2 分钟、3 分钟，施术者被按压时吸气，手放松时呼气。

（1）双手沿督脉两侧交替上下，滑动。

（2）双手沿督脉两侧交替上下，搓动。

（3）手掌在督脉上下平抹。

（4）双手轻握半空拳，掌朝两边轻抚至腰际。

（5）空心掌轻叩捶八髎穴部位。

三、卵巢保养身体正面手法

（1）双手搓热，手掌相叠，使用大小鱼际，贴压神阙穴 1 分钟。

（2）手掌大小鱼际左右手分压剑突穴与气海穴各 1 分钟。

（3）双手使用腕力从内关穴分左右腰际绕过，并呈安抚状推至神阙穴处，放松时呼气。

（4）双手绕过左右腰际伸向命门穴，用手指顶 10 秒。

操作过程中应及时询问产妇的感受，如感到酸，多为气血不足；如感到凉，多为脾湿、受寒；如感到麻，多为气血不通、肾虚；如触及股沟淋巴，多为肝气不足。

第五节　产后尿潴留的护理

一般情况下，产妇在分娩后 6 小时内应排尿一次，否则容易发生尿潴留或尿不彻底，引发尿路感染。预防产后尿潴留可以采取以下措施：

（1）产后可适当多喝水，分多次补充，使尿量增多，在产后 2~6 小时应主动去排尿，并争取用半蹲半立的姿势。

（2）为减轻排尿时尿液沾到会阴伤口导致的疼痛，可以在小便时用温水冲洗会阴部，以减轻疼痛；或在生产后约 24 小时，采用"温水坐浴"，也可以在一定程度上减轻排尿、排便带来的不适。

（3）产后及早下床活动，让膀胱肌肉功能尽快恢复，以促进正常排尿。排尿困难时，热敷下腹膀胱部位，也能促进排尿。

产妇生产后尿量会增多，所以应尽早排尿，如果产后 8 小时未自然排尿，则需导尿，以免胀大的膀胱妨碍子宫收缩。一般而言，产后 6~8 小时仍不能自然排尿的，产后子宫底高达脐以上，或在宫底下方扪及有囊性块物的上界，均表明有尿潴留。对于发生尿潴留的产妇，可以通过以下措施帮其导尿：

（1）在产妇下腹放置热水袋，或用温水缓缓冲洗外阴，刺激和诱导膀胱收缩。

（2）针刺三阴交（脚踝内侧往上 4 指）、阴陵泉（小腿内侧，膝下胫骨内侧凹陷中）、气海（肚脐正下方，约食指和中指合并的宽度）处等穴位，促进排尿。

（3）尿潴留严重者，应在严密消毒下进行导尿，先开放导尿管 24 小时，然后夹住导尿管，每 4 小时开放 1 次，48 小时后拔除。在留置导尿管期间应多饮水，使尿量增加，减少尿路感染。

怎样判断膀胱是否排空？	排尿后用力压耻骨上方的小腹部，体会一下是否还有尿意。如果仍有尿意，说明有残余尿，需要再刺激排尿，直到排净为止。

第六节　产后月子病的温热疗法

产妇分娩时身体受到创伤、出血，会损耗不少元气，导致身体疲乏、抵抗力降低，容易患病。女性产后恢复不良会引发各种后遗症，影响生活质量。温热疗法包括干热疗法和湿热疗法，产后艾灸保健属于干热疗法，产后中药熏蒸属于湿热疗法。

一、产后艾灸疗法

产后艾灸治疗月子病的原理是通过穴位、经络和热能调理身体，内作用于病灶，外使深层的毛细血管及淋巴组织流通顺畅，彻底排除体内的寒气，从而达到根除月子病的功效。

1. 产后暖宫调经

痛经、月经不调、闭经、经行不畅、宫寒不孕、更年期综合征、寒症体质等需要通过产后暖宫来调理。

调理法则：暖宫散寒、活血止痛、补气养血。

施灸穴位：肾腧、八髎、中脘、中极、三阴交、蠡沟、太溪。（艾灸次序：先阳后阴、先上后下，具体配穴需根据产妇个人体质、病因病机来加减。）

调理时间：90分钟，其中按摩40分钟，艾灸50分钟。

2. 产后腹痛

产后腹痛以小腹部疼痛最为常见。大多是由于血瘀、气血运行不畅、气血虚或感染风寒所致。

调理法则：温经开郁、养血补气、温经散寒。

施灸穴位：气海、关元、子宫、足三里、三阴交、血海、太冲、命门、肾俞。（艾灸次序：先阳后阴、先上后下，具体配穴需根据产妇个人体质、病因病机来加减。）

调理时间：艾灸40分钟。

3. 子宫脱垂

子宫脱垂多因气虚、肾虚所致。

调理法则：扶正培元、补脾肾。

施灸穴位：百会、气海、关元、子宫、足三里、命门、肾俞、腰阳关。（艾灸次序：先阳后阴、先上后下，具体配穴需根据产妇个人体质、病因病机来加减。）

调理时间：艾灸40分钟。

4. 产后少乳

产后少乳是由于产妇身体气血虚弱、产时失血耗气或脾胃虚弱、情绪抑郁、肝失条达、气机不畅导致乳脉不通、乳汁运行不畅而致。

调理法则：健脾养血、和胃补气、养肝舒机。

施灸穴位：少泽、膻中、足三里、期门、太冲、脾俞、气海。（艾灸次序：先阳后阴、先上后下，具体配穴需根据产妇个人体质、病因病机来加减。）

调理时间：艾灸40分钟。

5. 产后身痛

产后身痛由于产后气血亏虚、经脉失养或素体肾亏、胞脉失养，以及产后营卫失调、腠理不密、感染风寒湿邪使气血运行受阻所致。

调理法则：调理气血、温养经脉、温阳固肾。

施灸穴位：神阙、中脘、天枢、风门、风府、肾腧、腰阳关。（艾灸次序：先阳后阴、先上后下，具体配穴需根据产妇个人体质、病因病机来加减。）

调理时间：艾灸 40 分钟。

6. 产后厌食

产后厌食主要是因为产妇产后心理抑郁，食之无味、胃脘胀满。

调理法则：疏肝理气、调肝养胃。

施灸穴位：肝腧、脾腧、胃腧、巨阙、中脘、天枢、足三里、内关等穴。（艾灸次序：先阳后阴、先上后下，具体配穴需根据产妇个人体质、病因病机来加减。）

调理时间：艾灸 40 分钟。

7. 产后便秘

产后便秘主要是产后亡血伤津、肠道失润，或素禀气虚、阳气受损，气虚无力推送大便，便结肠中，壅滞难下。

调理法则：扶阳固脱、滋阴养精。

施灸穴位：中脘、天枢、中极、建里、足三里、三阴交、关元。（艾灸次序：先阳后阴、先上后下，具体配穴需根据产妇个人体质、病因病机来加减。）

调理时间：艾灸 40 分钟。

8. 产后恶露不绝

产后恶露不绝主要是由产后气血运行不畅、瘀滞不通、冲任失调、气血运行失常所致。

调理法则：通经散瘀、调养气血、调养任冲。

施灸穴位：气海、关元、合谷、三阴交、肾腧、天枢、脾腧、肝腧。（艾灸次序：先阳后阴、先上后下，具体配穴需根据产妇个人体质、病因病机来加减。）

调理时间：艾灸 40 分钟。

9. 产后自汗、盗汗

产妇产后出汗不止，称为产后自汗；若睡后汗出湿衣，醒来即止者称为产后盗汗，属产后三急症之一。

调理法则：扶阳健肾、固本利阴、改善膀胱功能。

施灸穴位：合谷、内关、神阙、气海、关元、肾腧、命门、复溜、足三里、三阴交。（艾灸次序：先阳后阴、先上后下，具体配穴需根据产妇个人体质、病因病机来加减。）

调理时间：艾灸40分钟。

10. 产后尿频、大小便失禁

产后尿频、大小便失禁多由产妇素体虚弱、肺气不足，产后耗损气血使肺气更虚，不能制约水道而致。

调理法则：平肺除热、强魄健肾。

施灸穴位：中脘、神阙、关元、肾腧、气海、三阴交、足三里、涌泉等。（艾灸次序：先阳后阴、先上后下，具体配穴需根据产妇个人体质、病因病机来加减。）

调理时间：艾灸40分钟。

11. 产后关节酸痛、四肢麻木

产后头痛、关节痛、全身痛也叫"风寒症"，是产后或人工流产术后体虚之时感染风寒湿邪，伤及关节、经脉、肌肉等组织所引起的以肌肉关节酸困、疼痛、怕风、怕冷、易疲劳为主要表现的疾病。

调理法则：祛风散寒、温通经络、行血养筋。

施灸穴位：风池、阳池、外关、阳陵泉、足三里、命门、关元、环跳、外关、肾腧、阴陵泉。（艾灸次序：先阳后阴、先上后下，具体配穴需根据产妇个人体质、病因病机来加减。）

调理时间：艾灸40分钟。

12. 产后闭经

产后闭经多由产后失血或脾虚生化不足、肾气不足、精亏血少、情志失调或受刺激、气血郁滞不行、痰湿阻滞冲任等引起。

调理法则：扶阳补气、补中益气、温经散瘀。

施灸穴位：中极、气海、足三里、关元、血海、太冲、合谷、脾腧、肾腧、三阴交、八髎。（艾灸次序：先阳后阴、先上后下，具体配穴需根据产妇个人体质、病因病机来加减。）

调理时间：艾灸40分钟。

13. 产后痛经

中医认为痛经有两个原因：一是"不通则痛"，即女性在月经前后冲任、胞宫气血运行不畅而不通、经血刺激子宫而引起疼痛；二是"不荣则痛"，即中医上说的冲任胞宫失于濡养，也就是说，子宫生命力不旺盛以致功能懈怠呈现病态而致痛经。

调理法则：通经活络、祛风散寒、补脾调血。

施灸穴位：中极、命门、肾腧、八髎、关元、神阙、气海、合谷、三阴交、子宫。（艾灸次序：先阳后阴、先上后下，具体配穴需根据产妇个人体质、病因病机来加减。）

调理时间：艾灸40分钟。

14. 产后崩漏

产后崩漏是妇女非行经期间阴道出血的总称，来势急、出血量多的称"崩"，出血量少、淋漓不断的称"露"。多由房事不节、操劳过度、产后或流产后起居饮食不慎、血热气虚、肝肾阴虚、血瘀气郁等损及冲任，冲任气虚不摄所致。

调理法则：健脾强肾、消瘀散结、健脾和胃。

施灸穴位：隐白、血海、三阴交、肾腧、脾腧、足三里、百会、合谷穴。（艾灸次序：先阳后阴、先上后下，具体配穴需根据产妇个人体质、病因病机来加减。）

调理时间：艾灸40分钟。

15. 带下病

带下病多由湿热、湿毒或脾虚肾虚所致，寒湿、湿热下注、热毒浸淫或脾肾阳气亏虚等常可见带下异常。

调理法则：改善脾肾阳虚、除湿扶阳、祛除身体湿热。

施灸穴位：带脉、气海、关元、足三里、脾腧、肾腧、小肠腧、次髎、白环腧、三阴交。（艾灸次序：先阳后阴、先上后下，具体配穴需根据产妇个人体质、病因病机来加减。）

调理时间：艾灸 40 分钟。

二、产后中药熏蒸疗法

女性产后往往有不同程度的关节疼痛、感冒、免疫力低下、奶水缺乏、体虚、颈椎痛、瘙痒等疾病，通过熏蒸发汗或中药熏蒸疗法，可有效改善以上症状。熏蒸属中医内病外治的范畴。据《周礼》记载，早在 3000 多年前，古人就用中药湿热的方法疗病，《五十二病方》《黄帝内经》等医书中也有对药浴的各种配方及疗效的论述。

1. 产后中药熏蒸操作流程

（1）操作前的评估

通过望、问、触诊检查询问产妇身体状况，检查面部、胸部、腹部及四肢是否有酸痛、色深、宫寒等症状判定产妇的体质。一般而言，产后体质偏寒凉，容易伴有关节疼痛、风寒湿症的情况。

（2）操作过程

①为产妇准备玉露饮饮下。

②用中药包为产妇熏蒸 8～10 分钟。根据产妇情况选择不同的药包，包括祛风除湿药包、产后止痛药包和通络下乳药包。

③为产妇服玉露饮。

④为产妇进行头部及四肢梳理，时间为 30 分钟。产后熏蒸针对的是产妇，熏蒸前需要喝发汗汤，熏蒸结束后要喝补阳汤。

（3）产后熏蒸注意事项

产后熏蒸一般在产后 20～30 天做，恶露未排干净的产妇不宜做产后熏蒸。做完熏蒸后再次出现少量恶露属于正常现象。

做产后熏蒸时温度不宜过高，避免高温引起头晕心慌、胸闷气短。熏蒸过程中温度应保持在38℃~40℃，第一次熏蒸时间不宜超过7分钟。

熏蒸后的按摩梳理力度应以轻缓为主，避免因手法过重导致关节疼痛。产后熏蒸每次间隔的时间以6~7天为宜。

2. 产后熏蒸的效果

产后熏蒸通过将特制的药浴汤包溶于水中，采用湿热法，使药物透过皮肤、腧穴等直接进入经络、脏腑、筋骨，分布全身，起到湿润及美化肌肤、开宣腠理、驱寒祛邪、舒筋活血、通络等作用，可有效预防产后月子病，帮助产妇减轻痛症，尽快恢复体力。

（1）促进伤口愈合、子宫康复。利用草药煎煮沸腾后的蒸汽熏蒸肌肤和穴位的外治法，操作简单方便，通常不会引发不良反应。熏蒸可以加速血液和淋巴液的循环，在此过程中，中药在高温煎煮后以离子形式渗入皮肤，可以达到排除体内毒素、治疗疾病的目的。产后熏蒸不但可以缩短子宫复原的时间，减少产后宫缩痛、子宫内膜炎、产褥热的发生，还可以起到改善人体微循环，排除体内的湿寒、毒素和减肥的效果。

（2）促进新陈代谢和组织再生。熏蒸过程中由于外部温度升高，人体毛细血管扩张，血液循环加快，可以促进人体新陈代谢和组织的再生。

（3）促进气血循环和乳汁分泌。蒸汽熏蒸可改善气血循环，利于疏通乳腺经络，促进乳汁分泌。

（4）祛除产后痛风湿邪。通过熏蒸发汗，增强体质，催进维生素D的合成和对钙的吸收，避免因怀孕引起的骨质疏松、头晕目眩、腰酸背痛、抽筋等症状。

（5）促进营养的吸收。能提高身体的营养吸收，从而补充体内缺失的营养成分。

（6）改善皮肤状况。改善妊娠纹，避免皮肤松弛，增强肌肤的光洁度和弹性，清理肌肤毒素，减少皮肤沉淀的黑色素。

（7）预防和治疗产后疾病。中药熏蒸主要适用于产后疾病的预防和治疗，对四肢关节、颈肩腰酸痛及风寒湿病疗效显著，此外还可以起到美白皮肤、防治感冒等作用。

思考与练习 >>>

1. 月子病大致有几种？

2. 产后子宫护理分几步走？分别采取什么方法？

3. 适合用艾灸调理的月子病有哪几种？

4. 产后熏蒸的几个时间界定分别是什么？

第八章

产后膳食营养调配

1. 了解产后膳食营养的重要性。

2. 了解产后合理膳食的基本要求。

3. 了解产后补身计划及注意事项。

4. 熟知产后膳食调配方案。

5. 熟知常见产后问题的食疗法。

产妇产后面临着两大任务，一是身体的恢复，二是哺喂婴儿。这段时期，母体流失的营养需 1~2 年才能复原，所以坐月子期间的营养补充和营养素均衡搭配对于产妇身体的恢复尤其重要。

第一节　膳食宜忌

产妇由于在分娩时流失了大量的蛋白质、脂肪、碳水化合物、各种维生素、多种矿物质及水分，因此产后初期会感到疲乏无力、脸色苍白、易出虚汗，且胃肠功能也趋于紊乱。产妇的乳汁分泌也会消耗能量及营养素，此时倘若营养调配不好，不仅产妇身体难以康复，容易出现骨质疏松、免疫力减退等问题，还会影响婴儿的哺乳及生长发育。所以产后的饮食调理至关重要。

一、产后膳食补养规律

产后第1、第2周的主要目标是利水消肿、排净恶露，因此不能大补。正确的进补观念是：先排恶露，后补气血，恶露越多，越不能补。前两周由于恶露未净，不宜大补，饮食重点应放在促进新陈代谢、排出体内过多水分上。

1. 产后第1周补养规律

产后第1周以清除恶露、促进伤口愈合为主。饮食上以养血活血、排恶露、利水消肿、促进子宫收缩和复原为主要目的。

2. 产后第2周补养规律

产后第2周以防治腰酸背痛为主，增强腰力及收缩功能，预防腰部筋骨酸痛。此时的食材应以麻油猪腰、花生炖猪脚、鱼汤等为主，以起到活化血液循环、预防腰酸背痛的作用。每天补充2000～2500毫升水分。

3. 产后第3周补养规律

产后第3、第4周恶露将净，可以通过饮食来滋补身体，做菜时适当加米酒，以促进血液循环，帮助产妇恢复体力。

二、产后调养进食准则

产褥期女性的身体各系统都发生了很大变化，为了更好更快地恢复，根据其身体变化的情况，营养师认为产妇应遵循以下饮食准则：

（1）剖宫产产妇术后一周内禁食水煮蛋及牛奶，以避免胀气。

（2）避免食用咖啡、茶、辣椒、酒等刺激性食物。

（3）产后一周可开始摄取鱼、鲜奶、鸡、肉类高蛋白质食物，帮助组织恢复。

（4）产后多补充纤维质，多吃水果、蔬菜，以促肠道蠕动，预防便秘。

（5）避免食用发酵食物，以免引起胃肠胀气。

（6）因产后失血较多，宜多吃含铁质食物。

（7）避免油腻食物和油汤，否则乳汁中的脂肪量也会增加。因为新生儿的消化功能尚不完备，乳汁中脂肪过多有可能导致宝宝拉肚子。

三、产后饮食调养九忌

1. 忌滋补过量

滋补过量可引起产妇肥胖，又可使乳汁中脂肪含量增多，造成宝宝肥胖。若宝宝胃肠消化能力较差，不能充分吸收时则会出现脂肪泻，长期慢性腹泻会造成宝宝营养不良。

2. 忌节食过早

节食过早不利于产妇身体恢复和给宝宝优质而充足的母乳。产后最重要的是营养全面而合理，注意平衡膳食，不必节食，体重也会恢复。

3. 忌吃过多鸡蛋

食用鸡蛋过多会加重肾脏负担，不利于妊娠所致的血液中高胆固醇的排泄，且会使胆固醇含量持续升高。

4. 忌喝过久红糖水

长时间饮用红糖水会使恶露的血量增多，造成产妇继续失血而引起贫血，饮用时间以产后 7～10 天为宜。

5. 忌吃辛辣食物

过于辛辣的食物可使产妇体内生热，出现口舌生疮、便秘及痔疮等，也会通过乳汁使宝宝体内生热上火。

6. 忌多食味精

过量味精通过乳汁进入宝宝体内会影响宝宝对锌的吸收，造成宝宝缺锌。产后 3 个月内的授乳产妇应尽量避免菜中添加味精。

7. 忌烟、酒、茶

母乳喂养的产妇为了孩子的健康和未来，在哺乳期内最好不要吸烟、饮酒、喝茶、喝咖啡等。

8. 忌食过硬食物

产妇分娩后牙齿易松动，且肠胃消化功能较弱，所以应忌食过硬的食物。

9. 忌产后立即服人参、鹿茸

产后立即服用人参、鹿茸会引起产妇失眠、烦躁、心神不宁，还有可能加重出血。在产后 2～3 周产伤已愈合、恶露明显减少后，才可适当服用。

第二节　合理膳食要求

一、营养素的分布与饮食搭配

产后应制订合理的膳食计划，定时定量进食，每餐比例要合适。食物应含有所需的能量和营养素，通过合理烹调，尽可能减少各种营养素的损失，并提高消化吸收率。另外，食物本身需是清洁无毒、不受污染的。产后进食的食物应由少到多、由稀到稠、由软到硬、由一种到多种、由简单到复杂。

1. 营养素在食物中的分布

表 8-1　各类营养素在食物中的分布

营养物质	食物分布
蛋白质	瘦肉、鱼、蛋、乳、家禽类富含动物蛋白；花生、豆类、豆制品、谷物富含植物蛋白（100 克谷物含 7～10 克蛋白）
脂肪	肉类富含动物脂肪；豆类、花生、核桃、葵花子、芝麻等富含植物脂肪

续表

营养物质	食物分布
糖类	所有谷物、白薯、土豆、栗子、莲子、藕、菱角、蜂蜜、食粮都含糖类
矿物质	油菜、藻类菜、芹菜、雪里蕻、荠菜、小白菜含铁和钙较多；猪肝、猪肾、鱼、豆芽菜中含磷较多；海带、虾、鱼、紫菜中含碘量较多
维生素 A	鱼肝油、蛋、肝、乳品、菠菜、荠菜、胡萝卜、韭菜、苋菜、莴苣叶中含胡萝卜素较多，在体内可以转化成维生素 A
维生素 B	小米、玉米、糙米、麦粉、豆类、肝、蛋、青菜、水果等
维生素 C	各种鲜菜、柑橘、橙、柚、草莓、柠檬、苹果、番茄、鲜枣等
维生素 D	鱼肝油、蛋类、乳类

2. 食物搭配与饮食要求

表 8-2　产后食物搭配与饮食要求

食物搭配	饮食要求
果蔬类、谷物类	少食多餐
豆品类、蛋品类	荤素搭配
猪肉及内脏类	干稀搭配
牛羊肉及内脏类	粗、细粮搭配
鸡鸭类、海产类	清淡适宜

3. 产妇全天饮食安排

表 8-3　产妇全天饮食安排

餐名	时间	餐食安排
早餐	7：00	特色主食 + 搭配清淡小菜 + 保养粥一份
上午加餐	9：30	特色点心 + 滋补汤 + 水果
中餐	12：00	主食 + 两份烹调菜 + 药膳进补汤类
午后加餐	15：30	点心 + 汤类 + 水果
晚餐	18：00	主食 + 两份烹调菜 + 药膳进补汤类
消夜	21：00	特色点心 + 牛奶等

食谱一

早餐：小米粥 50 克、红糖 12 克、馒头 50 克、鸡蛋 1~2 个、牛奶 25 克、白糖 10 克。

午餐：花卷 150 克、骨头汤 50 克、酱牛肉 100 克、虾米烧白菜 1 份。

下午加餐：番茄鸡蛋面条 1 碗（番茄 100 克、面条 100 克、鸡蛋 1 个）。

晚餐：豆浆 1 碗、米饭 150 克、红烧带鱼 100 克、肉片炒油菜一份（瘦肉 25 克、油菜 100 克）、橘子 1 个。

食谱二

早餐：小米粥 100 克、红糖 12 克、馒头 50 克、鸡蛋 1 个、豆浆 1 碗。

午餐：馒头或米饭 200 克、肉丸子小白菜骨头汤 300 克（瘦肉 50 克、小白菜 200 克）。

下午加餐：番茄鸡蛋面条 1 碗。

晚餐：豆浆 1 碗、米饭 200 克、红烧带鱼 100 克、白菜豆腐汤 1 碗（白菜 100 克、豆腐 50 克）。

上述两例菜谱，每天可向产妇提供 3110 千卡热量，比平时增加 1000 千卡热量，是为了保证乳汁的分泌。如不哺乳则减去 1000 千卡热量，以避免摄入过多热量。

二、不同类型产妇的饮食安排

1. 顺产产妇饮食安排

（1）产后第 1 天，可进食易消化的食物。

（2）产后第 2 天，可进食高蛋白和汤汁食物，适量补充维生素和铁剂，如荷包蛋、鸡蛋挂面、蒸鸡蛋羹、蛋花汤、馄饨和藕粉。

（3）产后第 3 天，脾胃仍处于虚弱状态，应该食用富含蛋白质的食物以及多种新鲜蔬菜、水果，身体虚弱的产妇还可搭配药膳。

2. 剖宫产产妇饮食安排

（1）剖宫产后 6 小时内禁食。

（2）剖宫产 6 小时后，可进食炖蛋、蛋花汤、藕粉、稀粥、米粉、果汁、肉汤等流质食物，分 6～8 次给予。

（3）剖宫产后第 2 天，可进食稀、软、烂的半流质食物，并注意补充富含蛋白质的食物，利于切口愈合，如粥、浓肉汤、肉末、肝泥、蛋羹、烂面、烂饭等。

（4）剖宫产后第 3 天，恢复常规饮食，如全天摄入主食 350～400 克、牛奶 250～500 克、肉 150～200 克、鸡蛋 1～2 个、蔬菜水果 500～1000 克、植物油 30 克，可配合药膳滋补。剖宫产后不宜过多食用鱼类，也不宜多吃容易胀气的食物，如豆制品、红薯、牛奶等。

3. 会阴侧切产妇的饮食

会阴侧切的产妇，产后五六天内，应以流质和半流质食物为主，以免形成硬便，恢复之后再正常饮食。

第三节　膳食调配方案

一、产后第 1、第 2 周饮食

产妇产后第 1、第 2 周身体尚处于虚弱期，不适宜大补，这一时期的饮食方案见表 8-4 到表 8-7。做粥类时，为便于煮烂，谷类煮之前均需要浸泡 1 小时以上。

表8-4 产后第1、第2周粥类饮食方案

谷物类别	功效	可做粥品
玉米类	性平：开胃、活血、去肿	玉米粒粥、玉米糊、煮玉米
红豆类	性平偏凉：利水消肿、利尿、消热解毒、通乳活血	（1）百合莲子红豆粥：红豆、莲子、百合各适量加红糖 （2）红豆红枣粥：红豆、米、红枣各适量、红糖 （3）红豆甘薯糖水：红豆、甘薯（红薯）、红糖 （4）红豆薏米紫米粥：红豆、薏米、红糖、紫米各适量熬粥
红米类	性温：补血、缓解疲劳、治疗失眠、促进消化、防便秘	（1）美容粥：红米、红豆、红枣若干熬粥 （2）益气粥：红米、桂圆干若干熬粥
花生类	性平：补血、高蛋白	花生粥：米、花生适量，熬粥
芡实类	性平：镇痛、收敛、生血	（1）芡实莲子饮：芡实、莲子熬熟烂加适量冰糖 （2）芡实花生红枣汤：芡实、花生仁、红糖若干加红枣数颗，先把花生芡实煮熟烂后加红枣、红糖
莲子类	性平：养心安神	（1）莲子银耳汤：银耳、莲子、枸杞若干加冰糖或红糖 （2）红润莲子汤：银耳、红枣、莲子加红糖
绿豆类	性凉：消热消暑、利尿消肿、明目	（1）绿豆南瓜汤：绿豆、南瓜、水熬烂后加糖适量 （2）绿豆沙：绿豆、冰糖煮熟烂 （3）绿豆冬瓜饮：绿豆、冬瓜、红糖煮熟烂
燕麦	性温：止汗、止血	燕麦粥：燕麦、银耳、枸杞、葡萄干若干，糖适量
薏仁	性微寒：清热、补肺，消肿	（1）红米薏仁粥：红米、薏仁若干 （2）龙眼薏仁莲子粥：龙眼、薏仁、莲子若干，糖适量

表8-5　产后第1、第2周蔬菜饮食方案

蔬菜类别	功效	做法
西葫芦	性平：利尿、改善水肿	炒丝或者烧汤
西兰花/白花菜	性平：清热、利尿	炒、烧
卷心菜	护胃、抗疲劳	糖醋炒，或者和西红柿、鸡蛋一起做汤
豇豆	性平：止血、解热、消渴	炒豆角
玉米笋	性平：开胃、通便利水	炒、红烧
茼蒿	性平：消肿、补脑	炒
四季豆	性平：消肿、明目	炒
木耳	性平：止血、补血	炒
豌豆	性平：利尿消肿	炒豌豆苗、荷兰豆（豌豆角）炒香肠、水煮豌豆
豆制品	豆腐、豆干、素鸡、百叶、腐竹、豆腐皮	多样做法均可

表8-6　产后第1、第2周肉、蛋、海鲜饮食方案

类别	功效	做法
猪肝	性温：补血	炒、卤、汤
猪腰	性温	炒
鲈鱼	性平：促进伤口愈合、健胃	红烧、清蒸
黄鱼	性平：开胃、止血	红烧、清蒸
草鱼	性温：补血	红烧、清蒸
鲫鱼	性温：消肿、开胃	红烧、清蒸
蛋类	补充蛋白质	西红柿炒蛋、蒸水蛋
排骨和肉	补充动物蛋白和钙	炖骨头汤、做肉丸子、小炒肉片

表8-7 产后第1、第2周水果饮食方案

水果种类	功效	做法
木瓜	性平：通便、解渴、助乳	切开食用、木瓜炖银耳
火龙果	性平：消暑退火、缓和焦虑	切开食用
杨桃	性平：利尿、解渴	洗净食用
甘蔗	性平微寒：健胃、利尿	榨甘蔗汁、做甘蔗糖水
椰子	性平：清凉消暑、生津止渴、强心、利尿、驱虫、止呕止泻	直接喝新鲜椰汁、吃椰肉

二、产后第3、第4周饮食

上述产后第1、第2周的饮食方案同样适用于第3、第4周，除此之外，随着身体的进一步恢复，第3、第4周的饮食以温补为主，还可以摄入更多食物，见表8-8～表8-11。

表8-8 产后第3、第4周粥类饮食方案

食材种类	功效	做法
小米类	性寒：除热、防止产后虚弱、安眠	（1）红枣小米粥：红枣、小米若干 （2）胡萝卜、芹菜小米粥：胡萝卜丁、芹菜丁、小米若干熬粥
火龙果	性平：消暑退火、缓和焦虑	切开食用
无花果类	性平：开胃、助消化、消肿	（1）水梨炖无花果：水梨、无花果干、糖 （2）无花果炖荸荠：荸荠、无花果、糖若干
芝麻类	性平：通乳、补肝	黑芝麻糊、黑芝麻油
黑糯米、紫米	性温：补气、补血	（1）椰汁紫米粥：黑糯米煮粥后加入椰汁、糖适量 （2）紫米粥：黑糯米、糖若干
桂圆、山药	性温：补气、健脾	山药切片、桂圆干、白米、糖适量熬粥
桂圆、莲藕	性温：补气、补血	龙眼肉、莲藕片若干加红糖熬汤

表 8-9　产后第 3、第 4 周蔬菜类饮食方案

食材种类	功效	做法
甜椒	性平：抗感冒、护眼	糖醋甜椒
胡萝卜	性平：补血、润肤	炒饭、烧菜、胡萝卜粥
土豆	性平：和胃、益气、防便秘	青椒土豆丝、土豆烧肉
毛豆	性平：消肿、抗疲劳	煮
上海青	性平：防便秘、保护眼睛	清炒
青蒜类	性温：抗菌、利尿消肿	炒蒜苗、炒蒜苔
芥菜	性温：利气开胃	清炒
南瓜	性温：增强抵抗力	清炒
豆制品	补充蛋白质	豆腐、豆干、素鸡、百叶、腐竹、豆腐皮等，多种做法均可
莲藕	性温：健脾养胃、补心养血	糖醋炒
黄花菜	性平：养血平肝、利水通乳	炖肉

表 8-10　产后第 3、第 4 周肉、海鲜饮食方案

食材种类	功效	做法
猪肚	性温	汤、炒肚丝（第 3 周）
猪手	性平：补血、通乳	莴苣猪手汤（第 4 周）
猪血	性平：补血	与豆腐一起红烧
鸡	性温：滋补	金针乌鸡汤、金针红烧仔鸡、毛豆烧鸡
秋刀鱼	性平：健脑、补铁	煎、红烧
鱿鱼	性平：补脑、益气血	炖
带鱼	性平：蛋白质、止血、补乳	糖醋带鱼
鲳鱼	性平：健胃、补血	清蒸
虾	性温：高蛋白、通乳	白灼
海参	性温：补血	炒、煮粥

表 8-11 产后第 3、第 4 周水果饮食方案

食材种类	功效
葡萄	性平：补气、养血
苹果	性平微凉：补气
樱桃	性温：补血
青枣	性温：清凉、解毒镇静
荔枝	性温：益气、通神、补血
桃子	性温：活血化瘀
龙眼	性温：补血
橙	性温：通乳、开胃
山楂	性温：消食健胃、行气散瘀
香蕉	性寒：清热解毒、润肠通便

三、不同体质产妇的饮食调养

每个产妇的体质和健康程度不一样，气血、津液的充盈程度以及经络的畅通程度也各异。但在产褥期，因为生产消耗了大量的气血、津液，身体极度虚弱，均衡的营养、适宜的休息与规律的运动，以及愉快的心情对身体的调理起着重要作用。就饮食而言，需要根据产妇的体质状况和健康状况，以及体质的虚、实、寒、热选择合适的食物。

人的体质分正常体质和偏颇体质。正常体质的人体内阴阳较为平衡，健康少病，胃口、睡眠均较好，无明显不适，大多数食物均可食用。偏颇体质又分为寒性体质、阴虚体质、阳盛体质、阳虚体质、气血两虚体质、痰湿体质、瘀滞体质。下面分别介绍这几种体质的特点。

表8-12 不同体质产妇的特点和饮食调理

体质分类	特点	饮食调理
寒性体质	易疲劳、怕冷、面色偏白黄；性格内向、喜静、喜欢热饮、精力偏弱	多选用温热性食物：如荔枝、龙眼、石榴、樱桃、椰汁等
阴虚体质	面色潮红、大便不通、口干、喜欢冷饮、睡眠欠佳、耳鸣	多选用补阴补气的食物：如甲鱼、虫草、西洋参等
阳盛体质	身体比较结实、面色偏红或偏黑、皮肤呈油性、性格外向、好动好强、急躁、胃口大、大便易干、小便易黄、怕热、喜欢冷饮、精力旺盛	多选用凉性食物：如香瓜、西瓜、生梨、黄瓜、莲藕、甲鱼、香蕉、番茄等
阳虚体质	怕冷、口唇淡白、四肢乏力、大便稀、容易腹泻、毛发易落、夜间尿频、喜欢热饮	多选用温补食物：如鹿茸、红参、荔枝、龙眼、羊肉、狗肉等
气血两虚体质	气短懒言、乏力、健忘、月经量少	可选用燕窝、黄芪、当归等补气、补血食物
痰湿体质	分泌物、排泄物混浊，舌苔厚腻，头重，大便稀	进补的同时要注意理气疏通，中医所谓的"开路方"，平常可食用山楂、萝卜、陈皮、薏仁、绿豆等
瘀滞体质	肤色晦暗、口唇色紫、眼圈黑、舌苔暗或有瘀点	宜用三七、玫瑰花、红花等疏通血气，调气疏肝

第四节 常见月子病食疗法

一、产后失眠食疗法

由于产后雌激素和孕激素水平下降，加上有些产妇因为照顾宝宝而昼夜颠倒，有时会失眠。无论是健康的产妇还是身体状况不佳、患病的产妇，足够的休息和睡眠都非常重要，这不但可以促进组织恢复、增强体力，对治疗和控制病情也大有好处。

要防止失眠，首先要保持定时、定量的睡眠，白天小睡时间不宜过长或过晚；睡前可用温水洗澡，并做按摩，或通过柔软的体操帮助肌肉放松。同时，卧室要布置舒适的寝具，保持安静、清洁、空气清新。睡前要保持情绪稳定，以便安然入睡。另外，还可以通过食疗改善睡眠的质量。

小米安神粥	原料：小米100克，酸枣仁（捣末）15克。 做法：将酸枣仁和小米分别用清水洗净。将酸枣仁放到锅里，加水煮15分钟，去底层沉渣后放入小米，一直熬煮成粥。 功效：小米富含B族维生素，可以调节人体的植物神经功能，与酸枣仁一起食用，具有安神作用。

莲子百合红豆粥	原料：红豆30克，莲子20克，大米20克，百合10克，冰糖适量，水适量。 做法：提前泡好红豆、大米、莲子和百合。锅中烧开水放入红豆、莲子和百合先煮15～20分钟。然后放入大米，继续煮10分钟左右。接着放入莲子和百合。煮到熟烂黏稠最佳，放入适量冰糖。 功效：莲子是食药同源的食材，有补脾、止泻、益肾以及养心安神的功效；百合含有人体所必需的蛋白质、脂肪、铁、磷、维生素C等营养元素；红豆含有丰富的蛋白质，赖氨酸含量也很高，可利水、消肿、补益脾胃。

二、产后发热食疗法

产妇产后发热多由分娩时失血耗气、正气亏损，或产时不洁、感染邪毒，或产妇元气虚弱、卫外不固，感受风寒、风热之邪，或产后恶露不下、瘀血停滞、瘀久化热，或产后血虚、营阴不足、虚热内生等引起。产后发热也可以通过饮食来调理。

参芪当归羊肉汤	原料：羊肉 500 克，人参、黄芪、当归各 10 克。 做法：羊肉洗净切块放入锅中，加适量水煮汤，颜色至白浓。将黄芪、当归、人参加入肉汤，以文火煎煮 1 小时，捞去黄芪、当归渣。食肉吃参喝汤，每日 1 次，连服数日。适用于产后感染发热。
桃仁莲藕汤	原料：藕 250 克，桃仁 10 克（去皮捣碎），红糖或食盐少量。 做法：锅中加入 500 毫升水，藕洗净切块，与桃仁一起放入锅中煮，待熟后加红糖和食盐调味。有活血润肺、红润颜面的功效，适用于产后血瘀发热。

三、产后食欲不振食疗法

产妇产后常常胃口不好，天气炎热时更不想吃饭，可以适当用酸味食物换换口味，来缓解食欲不振的症状。

胡萝卜酸奶粥	原料：胡萝卜 1/10 个，面粉 1 小匙，卷心菜 10 克，酸奶 1 大匙。 做法：将卷心菜和胡萝卜切成细丝炖烂。将面粉略炒一下，加入肉汤、蔬菜煮并轻搅。将炖好的材料冷却后与酸奶拌好。 功效：有利于消化导滞，适用于产妇消化不良、腹胀不适等症状。

参
枣
米
饭

原料：党参 10 克，大枣 20 克，糯米 250 克，白糖 50 克。

做法：将党参、大枣放入瓷锅或铝锅，加水泡发，然后煎煮 30 分钟，捞出党参、大枣，参枣汁备用。先将糯米淘洗干净，放在大瓷碗里，加水适量，经蒸熟后扣在盘内，然后将党参、大枣摆在糯米饭上面。将参枣汁加入白糖，煎浓后倒在枣饭上即可食用。

功效：健脾益气，适用于体虚气弱、乏力倦怠、心悸失眠、食欲不振等症状。

四、产后贫血食疗法

如果产妇在分娩过程中出血较多，或产后身体虚弱，或在怀孕时就有贫血症状，很容易导致产后贫血。贫血往往会导致产妇乳汁分泌不足、含铁较少，以致宝宝营养不良、抵抗力下降。

瘦
肉
阿
胶
汤

原料：猪肉（瘦）100 克，阿胶 10 克。

做法：先将瘦猪肉放入砂锅，加水适量，用小火炖至烂熟；加入阿胶炖化，调味后吃肉喝汤；隔天 1 次，连服 20 天。

功效：补血止血、滋阴润燥，适用于产后贫血、崩漏、阴虚心烦失眠等症状。

枸杞黑豆红枣汤	原料：生猪骨（或羊骨、牛骨）250克，枸杞子15克，黑豆30克，大枣10枚。 做法：加水适量一同煮至烂熟，调味后喝汤吃枸杞子、红枣、黑豆，每天1次，连服15～30天。 功效：补肾强身、活血利水、益精明目、养血、解毒。

五、产后多汗食疗法

产后两三天，产妇大都会出现多汗的现象，这是正常现象。然而如果产后出汗过多、时间过长，则多是身体虚弱的缘故，可以通过食疗的方法进行调理。

黑豆小麦粥	原料：黑豆、浮小麦各30克，粳米100克，大枣5颗。 做法：将黑豆、浮小麦洗干净后加水煮熟，然后捞出。取汁水与粳米、大枣一起熬煮成粥，也可以将浮小麦、黑豆、粳米和枣一起煮成粥，每天喝2～3次。 功效：滋阴止汗，适用于产后阴虚盗汗症状。

黄芪鸡	原料：黄芪30克，鸡肉150克。 做法：将鸡肉切成片与黄芪放入砂锅内，加水适量，用文火炖30分钟，加入调料，炖服。每日服1次，连服3天。 功效：补气补血，固表止汗，亦适用于虚劳之症。

六、产后恶露不尽食疗法

产妇分娩后，子宫内排出的恶露一般3周左右干净，如果恶露不断则称为恶露不尽。遇到这种情况，除去医院诊治外，饮食调理也有助于改善恶露不尽的症状。

山楂红糖饮	原料：新鲜山楂30克，红糖30克，米酒水适量。 做法：山楂清洗干净，然后切成薄片，晾干备用；在锅里放入适量米酒水，放在火上，用旺火将山楂煮至烂熟；再加入红糖稍微煮一下，出锅后即可给产妇食用，每天最好食用2次。 功效：山楂不仅能够帮助产妇增进食欲，促进消化，还可以散瘀血，加之红糖补血益血的功效，可以使恶露不尽的产妇尽快化瘀，排净恶露。
小米鸡蛋红糖粥	原料：新鲜小米100克，鸡蛋3个，米酒水、红糖适量。 做法：小米清洗干净，然后在锅里加足米酒水，烧开后加入小米；待煮沸后改成小火熬煮，直至煮成烂粥；再在粥里打散鸡蛋、搅匀，稍煮，放入红糖后即可食用。 功效：小米营养丰富，是产后补养的佳品。小米和鸡蛋、红糖一起食用，可以补脾胃、益气血、活血脉，适用于产后虚弱、口干口渴、恶露不尽等症。

七、产后便秘食疗法

产后便秘是产后常见症状之一，原因之一是产妇消化系统运行速度变慢，这可以通过食用润肠通便的食物来调理。

姜糖红薯汤	原料：红薯500克，姜1块，红糖160克。 做法：红薯去皮洗净切块，用清水浸半小时，浸时要时常换水。往锅里倒入3杯水、放入生姜烧开，然后放红薯，用慢火煮熟后放入红糖，烧开后小火熬煮30分钟即可。 功效：姜糖红薯汤有益气生津、和血润肠的作用，便秘的产妇可以适当食用。

鱼片山药汤	原料：石斑鱼片300克，山药200克，枸杞子15克，植物油25克，盐2克，高汤适量。 做法：山药削皮，切成小三角块备用，枸杞子洗净泡发。山药、枸杞子放入高汤内，用大火煮开后，放入盐，改用中小火煮12～15分钟，煮至山药熟软后放入石斑鱼片继续煮2分钟即可食用。 功效：健脾益胃、助消化，并有通便效用。

思考与练习 >>>

1. 通过月子餐调养身体应分为几个阶段？

2. 每天的月子餐应做到几餐几点？

3. 主食在月子餐中的重要性是什么？

第九章

产后抑郁的心理调适

本章学习目标

1. 了解产后抑郁的成因。
2. 了解产后抑郁的处理对策。
3. 掌握严重产后抑郁的表现。

据统计，女性在产后 3 个月内发生精神障碍的概率比正常人群高很多。产后抑郁是当前社会产妇的一种多发病。新的角色、孕期的身体变化、作息失调以及养育孩子过程中的各种问题和矛盾都可能会导致产妇出现心理问题。产后恢复师学习这章课程的目的不在于对产妇的产后抑郁症进行治疗，而是要做到早发现、早提醒，以防范危险的发生。

第一节　产后抑郁的成因

由于产后分泌激素的剧烈变化，分娩的疲劳和痛苦，产后对孩子的担心、生活环境、家庭关系的变化等因素，使一些产妇产生不同程度的心理变化，严重者可发展为产后抑郁症。

一、身体因素

对分娩的心理准备不充分、分娩带来的疼痛与不适使躯体和心理应激增强，难产、手术产等产时并发症是不可忽视的诱因。另外，在妊娠期间，孕妇体内的雌激素和孕激素水平都大幅提高，但是分娩完成后，雌激素很快回落。体内激素的急剧变化也容易导致产妇出现抑郁情绪。

产后抑郁的一个很重要的生理原因是孕期和产期女性血气消耗过多，因此女性产后通常会出现气血虚弱的症状。气血虚弱是人元气虚弱的表现，将会直接导致人产生焦虑情绪。

二、个人心理因素

产后抑郁多见于以自我为中心、敏感、情绪不稳定、好强求全、固执、社交能力不良、与人相处不融洽和内向性格等个性特征的人群。

有些产妇由于生产导致失去重返职场或者晋升的机会。同时，伴随宝宝的降生，家庭开销也大大增加，经济压力越来越重。产妇内心的忧虑也是造成产妇抑郁的一个原因。

有些产妇因为缺乏护理新生儿知识，没有做好护理新生儿的准备工作，对怎样正确地抚育宝宝极度忧虑，从而陷入自我评价过低，甚至焦虑、恐惧、失眠、疲乏、心情烦躁状态。

有些产妇对婚姻不太满意，如果家庭成员对其缺乏必要的温情，特别是缺乏丈夫的陪伴和言语上的鼓励，会让产妇觉得照顾小孩是她一个人的事，觉得太辛苦，从而患上抑郁症。

有些家庭重男轻女的思想严重，也容易导致产妇出现产后抑郁。

三、其他社会因素

不良的分娩结局，如死胎、死产、畸形儿，分娩前后的生活应激事件，如失业、夫妻分离、亲人病丧、家庭不和睦等都是引发产后抑郁的危险因素。

产后初期是女性身体和心理易受伤害的特殊阶段，周围人群应对其特别呵护。对具有抑郁倾向的女性，可在孕晚期用心理评定量表测试其抑郁状态，对在孕晚期有易激惹、情绪不稳定表现的孕妇实施孕期心理干预，可明显降低产后抑郁症的发生率。

四、家族遗传

有精神病家族史的产妇，产后得抑郁症的可能性比较高；有家族抑郁症病史的产妇，产后得抑郁症的可能性更高。这表明，有些产妇患抑郁症和家族遗传有关。

第二节　产后抑郁的表现

产后抑郁是一种非常普遍的病症，有很大比例的产妇会患不同程度的产后抑郁症。尤其是有精神病史的产妇，在分娩后，原有的不良情绪体验加重，容易出现身体不适、情绪不稳、易发脾气、睡眠不安等状况。

症状轻微的，可以通过心理调整慢慢恢复，但如果症状比较严重，甚至影响到日常生活和对婴儿的护理，则需要及时前往医院治疗。

严重的产后抑郁通常有如下表现：感觉极度疲倦、严重失眠，感到绝望和无助，感到失落，没有动力，对自己和家庭失去兴趣，有想要伤害婴儿的冲动，甚至产生自杀倾向。

第三节　产后抑郁的对策

产后抑郁作为一种普遍的社会现象，应当引起关注。对于每一个产妇来讲，首先，应补充气血，将身体调理好，以免元气虚弱导致人内心焦虑。其次，丈夫及家人的理解和关心对帮助产妇克服产后低落情绪也可以起到很大的支持作用。产妇本人也要及时调整心态，注意休息和补充营养，防止不正常心理的发展。

一、保证营养的摄入

肾精不足会造成心火不敛，古书对因肾精不足造成的忧郁症的症状描述为："目如无所见，心如悬，若饥状，气不足则善恐，心惕惕如人将捕之。"意为：眼睛发直，没有神，心总悬在半空突突地跳，还常会有饥饿感，但又吃不下东西，伴有心慌、恐惧，总觉得有人追自己。《黄帝内经》提出"五谷为养、五畜为益、五菜为充、五果为助"。对于产褥期女性而言，产后气血虚弱，容易使人产生无力感和无助感，以致内心焦虑。因此，全面摄入营养物质对情绪调整的作用是不言而喻的。

中医认为，人只有身体强壮了，五脏才能清晰不乱，情志病才能好转。所以要解决产后虚弱抑郁，前提是通过合理的饮食培元固气。补充元气的最好食物就是五谷，胃和肾的功能才能恢复正常。主食摄入充分、睡觉充足之后，元气自然得到补充，产后抑郁的症状也会得以减轻。

二、家人的支持

来自家庭尤其是丈夫的关爱更为重要，和谐的家庭关系可以在无形中为产妇营造一个温馨的生活环境。因此，对于产妇的家人来说，产后不仅要给产妇补充营养和保证充分休息，还要给予比之前更多的情感支持和关怀，以促使其早日康复。

妻子分娩后，丈夫也要随之承担起做父亲的责任。一方面，妻子在产后身体尚未恢复，而新生儿却需要每 2～3 小时就喂一次，这往往会使妻子精疲力竭，身体更加虚弱。因此，丈夫要对妻子的辛苦表现出理解和共情，并努力承担照顾宝宝的责任。另一方面，新生儿的健康成长、性格培养、性别角色的确立等也与爸爸的陪伴密切相关，因此丈夫一定要多和孩子接触，关心孩子的身体和心理发展，去影响和引导孩子。

作为丈夫，还应全面协调家庭关系，给产妇提供一个安静、舒适、生活方便的休养环境。家人在饮食方面和情感方面无条件支持产妇，给产妇创造一个和谐愉快的休养环境，帮助她顺利度过产褥期。

三、自我调节

自我调节是产后抑郁最主要也是最有效的调理办法。产妇要对自己当前的状态有全面的认识。当下所体验的不快毕竟是暂时的，要相信在家人的支持下，自己和孩子能度过产褥期。这就要求产妇从以下几个方面进行自我调节：

（1）转换角色。积极学习新生儿护理和自我护理的知识和技能，阅读相关图书，多积累育儿经验。

（2）保持乐观态度。不管是对育儿还是对于自我调整，产妇首先要对当下和未来的生活抱有一个乐观的态度。

（3）懂得自控。情绪是受意志控制的，产妇应学习驾驭自己的情绪，在出现负面情绪时，多想想积极的一面，而不是放纵消极情绪滋长。

（4）情感转移。产妇在晋升人母后，除了护理婴儿之外，还应适当参加社交活动，转移自己的注意力，在新建立的社交圈子里充实自己。

产妇产后抑郁严重的，应建议其家人向专业心理干预机构寻求帮助。

四、产后抑郁的按摩及艾灸方法

产后抑郁，在中医上讲，是焦虑，是产后失血失气，导致阳气虚弱，五神不宁。若阳气充足，人会神采奕奕、活力十足，所以治疗产后抑郁，应从温阳开始。神阙、关元、膏肓都是温阳要穴。平时按摩膻中、行间、肝腧这几个穴位，可以改善肝郁气结，调节情志，使身心愉悦。

1. 产后抑郁的按摩方法

（1）按摩穴位

膻中：两乳头连接线与人体中线交接处。

行间：位于人体的足背侧，第一趾、次趾合缝后方赤白肉分界处凹陷中，稍微靠第一趾边缘。

肝腧：背部两肩胛骨连线的中点是第7胸椎棘突下的至阳穴，往下数两个突起下旁开2指处即是肝腧。

（2）按摩方法：点按。

（3）操作步骤：产妇取站位或坐位，分别按压膻中、行间、肝腧等穴，每个穴位点按2~3分钟。

2. 产后抑郁的艾灸方法

（1）艾灸穴位

①神阙穴：在腹中部、脐中央，为任脉之要穴，作用于此穴具有温阳益气、补肾健脾的功效。

②厥阴腧：在背部，第4胸椎棘突下，旁开1.5寸，作用于此穴具有温补肝阳的作用。

③膏肓穴：位于人体的背部，第4胸椎棘突下，左右4指宽处（或左右旁开3寸），肩胛骨内侧，厥阴腧旁开两指，是温阳要穴。

④关元穴：下腹部，前正中线上，当脐中下3寸，在肚脐下方4指距离处，作用于此穴有温阳益气的作用。

（2）艾灸步骤

①产妇取仰卧位，施灸者将乌梅饼置于神阙穴、关元穴上，再将艾炷置于乌梅饼上，点燃艾炷，使燃端与乌梅饼成90度，直接灸。

②艾灸膏肓及厥阴腧穴时，产妇取俯卧位。施灸者将乌梅饼置于厥阴

腧穴、膏肓穴上，点燃艾炷，使燃端与乌梅饼成90度，直接灸。

一般每次灸 5～10 壮，以局部潮红为度，每天 1 次，10 天为 1 个灸程。

（3）注意事项

①艾炷燃至将尽但未至底部时，应及时更换。

②若需减轻疼痛，可在该穴周围轻轻拍打。

③若灸处皮肤呈黄褐色，可涂一点冰片油以防起疱。

④艾炷熄灭时要彻底。

乌梅味酸，性平、归肝、脾、肺、大肠经，用乌梅做成药饼在穴位上灸，能上敛肺气，下涩大肠，入胃又能生津，有平复心情的效果。

思考与练习 >>>

1. 为什么现代社会产后抑郁现象越来越多？

2. 怎样通过饮食调整改善产后抑郁？

3. 怎样引导轻微抑郁的产妇进行心理调节？

全国现代家政服务工程培训专用教材重点推荐

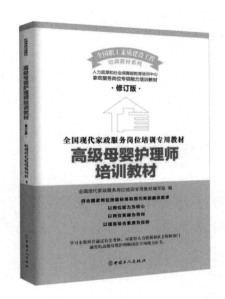

《高级母婴护理师培训教材》(修订版)
定价:35.00

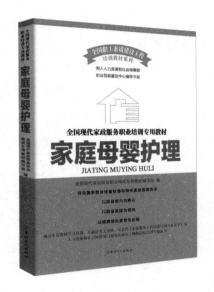

《家庭母婴护理》
定价:35.00

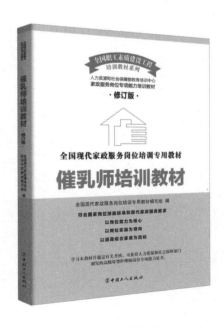

《催乳师培训教材》(修订版)
定价:25.00

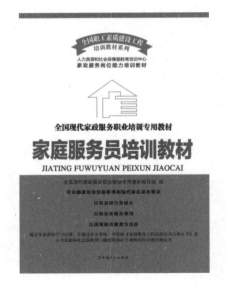

《家庭服务员培训教材》
定价:32.00

家政培训热销图书重点推荐

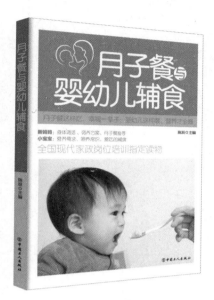

《月子餐与婴幼儿辅食》

定价：25.00

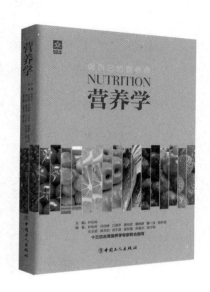

《营养学》

定价：45.00

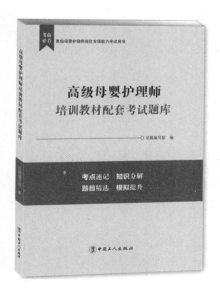

《高级母婴护理师培训教材配套考试题库》

定价：18.00

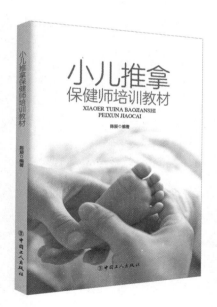

《小儿推拿保健师培训教材》

定价：30.00